儿科护理速查手册

丛书主编　顾　莺

# 儿科护理评估工具

主　编　顾　莺

审　阅　张玉侠



世界图书出版公司

上海·西安·北京·广州

**图书在版编目（CIP）数据**

儿科护理评估工具 / 顾莺主编. -- 上海 : 上海世界图书出版公司, 2020.1

（儿科护理速查手册 / 顾莺主编）

ISBN 978-7-5192-6768-1

Ⅰ. ①儿… Ⅱ. ①顾… Ⅲ. ①儿科学－护理学－评估 Ⅳ. ①R473.72

中国版本图书馆CIP数据核字（2019）第205995号

---

| | |
|---|---|
| 书　　名 | 儿科护理评估工具<br>Erke Huli Pinggu Gongju |
| 主　　编 | 顾　莺 |
| 审　　阅 | 张玉侠 |
| 责任编辑 | 李　晶 |
| 装帧设计 | 袁　力 |
| 出版发行 | 上海世界图书出版公司 |
| 地　　址 | 上海市广中路 88 号 9－10 楼 |
| 邮　　编 | 200083 |
| 网　　址 | http://www.wpcsh.com |
| 经　　销 | 新华书店 |
| 印　　刷 | 上海景条印务有限公司 |
| 开　　本 | 889mm × 1194mm　1/64 |
| 印　　张 | 3.75 |
| 字　　数 | 120 千字 |
| 版　　次 | 2020 年 1 月第 1 版　2020 年 1 月第 1 次印刷 |
| 书　　号 | ISBN 978-7-5192-6768-1/R · 517 |
| 定　　价 | 60.00 元 |

---

# 编写人员名单

**主　编**　顾　莺

**审　阅**　张玉侠

**编写者**（按姓氏拼音排序）

胡　菲　金　芸　刘　芳　吕天婵　付唯佳

戚少丹　王颖雯　杨玉霞　余卓文　张立华

# 丛书序

儿科医疗技术的迅速发展带动儿科护理技术的不断更新，国际儿科护理学科进入高速发展期。儿科护理的水平对儿科整体医疗起到重要的影响，儿科护士的综合素质直接影响到临床护理的质量和患者的临床结局。儿科护士需要具备的核心能力包括全面的健康评估、制定专业可行的照护计划、有效地提供专科照护、客观评价临床护理效果。因此，儿科护士专业能力的提高以及临床思维能力的培养是持续改进临床护理质量、保障医疗护理安全的关键。诸多教材类书籍虽系统全面地囊括了儿科护理学的专科知识，但在使用的便捷度和实用性上难以满足临床一线护理人员的需求。

复旦大学附属儿科医院护理学科作为上海市重要薄弱学科（儿科护理）建设项目（2016–2018），在第一轮“国家临床重点专科建设项目（2013–2016）”的学科建设基础上，从儿科护理亚专科建设、护理标准及规范的建立和输出、专科护理人才培养等方面继续往前推进了一大步。为提高儿科护理人员的专科知识、规范其实践行为、培养其护理评估能力，复旦大学附属儿科医院集相关专科的优秀护理骨干及医学专家，编写了这套《儿科护理速查手册》，使临床一线的儿科护士能在繁忙的工作中迅速获得核心知识点、标准操作流程，掌握常用护理工具等。

本系列手册共8本，分别为《儿科急重症关键护理技术》《新生儿稳定转运照护》《极超低出生体重儿精细化护理》《儿童传染病护理》《儿童血管通路管理》《儿童造口护理》《儿科护理评估工具》《儿科护理诊断及护理评价》，内容既涵盖儿科护理基础的知识和技能，也涵盖了该领域关键和重要的临床技术。随着儿科护理技术的发展，本手册未来亦有可能拓展相关内容。

在编写形式上，本手册秉承简洁、实用、创新的原则，采用精炼的文字、清晰的图表、实用的工具代替冗长的篇幅，并收集了许多珍贵的临床图片资料，同时提供了相关领域的循证护理实践推荐意见，尽可能满足临床一线的护理人员在工作中遇到问题时，能快速、便捷、有效地查询到专业、标准的操作方法，以帮助其解答疑惑并做出正确的临床护理决策。本手册采用有序的色彩编排来区分同一本手册中不同章节的内容，并在手册的下缘采用了颜色分隔页，可让使用者非常迅速地定位到相关章节并获得所需要的知识。

本手册力求内容新颖、理论联系实际、层次清晰、文字规范、语言精练，但由于编写时间仓促、水平有限，难免存在缺点和不足之处，恳请广大读者及各位同仁批评指正。

本手册在编写过程中得到各参编人员所在部门领导和医疗专家的帮助和支持，也得到本领域各位同仁朋友的关注，再次谨致以衷心感谢！

张玉侠　顾莺

2018年12月

# 序 言

评估是有计划、有目的、有系统地收集患儿资料的过程。护理评估是整个护理程序的基础，也是护理程序中最为关键的步骤。客观、有效、可信的护理评估，为做出正确的护理诊断提供依据，也是制定可行适宜的护理措施及评价护理效果的重要依据。

《儿科护理评估工具》汇总了儿科临床护理工作中最常用的各类评估量表，包括儿科患者常见症状的护理评估、生理功能评估、社会心理评估及家庭功能评估等，全面涵盖了儿科临床护理评估的主要内容。该手册纳入了实用性强、国际通用的量表或评估工具；如为英文量表，则纳入已汉化并经过严格的信效度检测的中文版，充分考虑了护士在使用过程中的便捷性和可读性。

该手册既可作为操作手册供一线儿科护理人员使用，亦可作为新进护理员工的培训讲义，是一本非常实用的儿科护理工具性手册。

张玉侠

2018年12月

# 目 录

# 第1部分　症状评估

## 1.1　脸、腿、活动、哭闹、安抚评估量表（face，legs，activity，cry，consolability,FLACC）

### 1.1.1　量表概况

FLACC量表最早是用于评估2个月以上患儿的术后疼痛，包括5个方面的内容，分别是面部、腿部、活动度、哭闹、可安慰的程度，每个方面根据具体情况给予0～2 分，最后将各个方面的分数总和来评估疼痛情况。总分为10分，得分越高疼痛越严重。

### 1.1.2　工具描述

表1–1　脸、腿、活动、哭闹、安抚评估量表(FLACC)

| 评估项目 | 分值 | | |
|---|---|---|---|
| | 0分 | 1分 | 2分 |
| 面部表情 | 微笑 | 偶尔皱眉、面部扭歪、淡漠 | 常下颌颤抖或紧咬 |
| 腿 | 放松体位 | 紧张不安静 | 腿踢动 |
| 活动 | 静卧或活动自如 | 来回动 | 身体屈曲、僵直或急扭 |
| 哭闹 | 无 | 呻吟、呜咽或偶诉 | 持续哭、哭声大 |
| 安抚 | 无需安慰 | 亲拍可安慰 | 很难抚慰 |

### 1.1.3 应用建议

1. 疼痛是一种与现存或潜在的、与组织损伤有关的、不愉快的感觉和情绪上的体验，要求评估者不仅要重视由各种操作直接导致的疼痛，而且要关注由于相关操作而对儿童产生的心理影响。

2. 该量表使用的推荐人群为2个月～3岁婴幼儿。

## 1.2 Wong-Baker面部表情量表（Wong-Baker faces pain rating scale）

### 1.2.1 量表概况

Wong-Baker面部表情量表运用6种面部表情，从微笑，悲伤至哭泣来表达疼痛程度，分别赋予0～10的分值；0分：非常愉快、无疼痛；2分：有一点疼痛；4分：轻微疼痛；6分：疼痛较明显；8分：疼痛较严重；10分：剧烈疼痛，但不一定哭泣。此方法适用于任何人群，没有特定的文化背景或其他要求。

### 1.2.2 工具描述

0分　2分　4分　6分　8分　10分

图 1-1　Wong-Baker 面部表情量表

### 1.2.3 应用建议

1. 6种表情代表不同程度疼痛，评估时要求患儿从中选出一个代表疼痛程度的表情。

2. 该量表的推荐适用人群为3～7岁儿童，已广泛使用，具有较好的信度与效度。

## 1.3 视觉模拟量表(visual analog scale, VAS)

### 1.3.1 量表概况

VAS又称为视觉模拟评分法，视觉类比表，VAS的最简单做法是在白纸上画一条10cm长的粗线段，一端为无痛，另一端为剧烈疼痛，患儿根据自己的感受程度，在直线上用某一点表达出来，然后再用直尺测量从起点到感受点的距离，用测量到的数字表示疼痛的程度。临床常用VAS尺，其正面在“0”端和“10”端之间有一游动标，背面有“0～10”的刻度。

### 1.3.2 工具描述

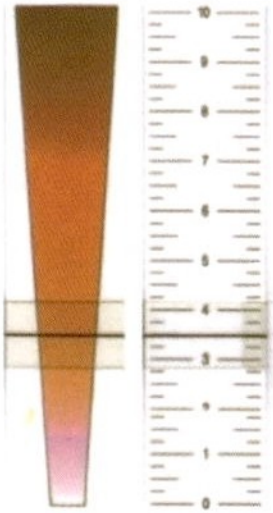


图 1-2 视觉模拟量表（VAS）

### 1.3.3 应用建议

1. 受试者必须具备一定的抽象概念的理解能力，推荐适用人群为7岁以上。

2. VAS简单，易操作，临床广泛应用于对治疗效果的评价。

## 1.4 东安大略儿童医院疼痛评分 (children's hospital of eastern Ontario pain scale, CHEOPS)

### 1.4.1 量表概况

CHEOPS量表主要用于评估儿童术后疼痛，包括6个方面，分别是哭闹（1～3分）、面部表情（0～2分）、与疼痛有关的言语表达（0～2分）、躯干紧张情况（1～2分）、触摸疼痛部位（1～2分）和腿部的活动情况（1～2分），总分13分，评分高于7分认为存在疼痛。

### 1.4.2 工具描述

表1-2 东安大略儿童医院疼痛量表（CHEOPS）

| 项目 | 分值 | | | |
|---|---|---|---|---|
| | 0分 | 1分 | 2分 | 3分 |
| 哭泣 | — | 无 | 啼哭或哭泣 | 痛哭或大声哭闹 |
| 面部表情 | 微笑 | 正常面部表情 | 出现痛哭表情 | — |
| 语言表达 | 与主诉无关的话题 | 无语 | 需求（父母）、抱怨或疼痛主诉 | — |
| 体位 | — | 自然放松 | 非正常体位 | — |
| 触摸疼痛部位 | — | 无触摸动作 | 触摸受限、触摸或试图触摸受伤部位 | — |
| 腿部活动 | — | 自然位置 | 受限或紧张不安、蠕动等 | — |

### 1.4.3 应用建议

1. 该量表的适用人群为1～12岁儿童。

2. 方便易操作，患儿父母在经过培训后可应用该量表进行儿童尤其是年龄较小的儿童急性疼痛评估。

# 1.5 新生儿急性疼痛评估量表（neonatal infant acute pain assessment scale，NIAPAS）

## 1.5.1 量表概况

NIAPAS是由芬兰奥卢大学的Polkki教授及奥卢大学医学院的麻醉医生、护士为 NICU 患儿疼痛评估共同制定的，2016 年由刘蕊等引入汉化。评估内容包括8个疼痛指标（5个行为指标：警觉性、面部表情、哭闹、肌张力、对操作的反应），3个生理指标（呼吸、心率、氧饱和度）及1个相关因素（胎龄）。总量表Cronbach's α 为0.868，总量表（除胎龄外）的内容效度指数S-CVI为0.94，各条目内容效度指数I-CVI为0.88～1.00。量表总分为0～18分，分数越高表示疼痛越严重。NIAPAS是准确评估NICU患儿疼痛的多维性评估工具，具有较高的临床实用性。

## 1.5.2 工具描述

表1-3 中文修订版新生儿急性疼痛评估量表（NIAPAS）

| 条目 | 含义 | |
|---|---|---|
| 胎龄（监测时） | 0分：≥37 周 | |
| | 1 分：32 周～36 周+6 天 | |
| | 2 分：28 周 ～31 周+6 天 | |
| | 3 分：≤28 周 | |
| 警觉性 | 0 分：平静/安静 | 平静，安静，熟睡/平静觉醒状态 |
| | 1 分：不安的 | 不安的，很少/偶尔躯体活动，安抚后可以平静下来 |
| | 2 分：非常不安 | 非常不安，躯体活动较多，间歇的睡眠 |

（续表）

| 条目 | 含义 | |
|---|---|---|
| 面部表情 | 0分：放松 | 面部放松，表情自然 |
| | 1分：不满 | 皱眉/不满意的表情，蹙额，咧嘴 |
| | 2分：痛苦表情 | 面部肌肉紧绷，眉毛、面颊和下巴紧张，痛苦表情 |
| 哭闹 | 0分：不哭闹 | 安静，不哭闹 |
| | 1分：不适的声音 | 哭声微弱，自动不哭或经任何安慰均可不哭 |
| | 2分：呻吟/柔和的哭声 | 哭声正常，但哭闹停止困难，需抱起摇动或吃奶头才不哭 |
| | 3分：强有力的哭声 | 过多/高调的哭声，任何安慰均不能停止（使用呼吸机的患儿也要评估哭泣，即使没有听到声音） |
| 肌张力 | 0分：没有改变 | 自然屈曲或伸直状态，四肢微小运动 |
| | 1分：改变 | 触摸肢体出现僵硬/弛缓，被动运动关节阻力增加/消失 |
| 呼吸 | 0分：容易 | 正常安静时下的呼吸状态 |
| | 1分：呼吸变化 | 与安静状态比，呼吸加快、不规则，呼吸受限/屏气 |
| 使用呼吸机/正压通气 | 0分：适应 | 小儿平静 |
| | 1分：不适应 | 呼吸不均匀，间歇性呼吸/调整间喘息或出现气促、发绀等 |
| 对操作的反应 | 0分：对操作不敏感 | 耐受操作/喜欢被触摸 |
| | 1分：疼痛/对操作敏感 | 易怒的，对操作敏感，规避动作，因操作感到不安 |

（续表）

| 条目 | 含义 | |
|---|---|---|
| | 2分：极度烦躁/无反应 | 极度易怒的并且对操作敏感，不耐受操作/无反应的 |
| 心率 | 0分：正常 | 与基线相比心率减少/增加0～5次 |
| | 1分：轻微改变 | 与基线相比心率减少/增加6～20次或心率170～189次/分 |
| | 2分：明显改变 | 与基线相比心率减少/增加>20次或心率≥190次/分 |
| $SaO_2$ | 0分：正常 | 不需额外增加氧气或提前增加5%的氧浓度 |
| | 1分：轻微改变 | 需增加6%～10%的氧浓度使饱和度水平维持在设定范围内 |
| | 2分：明显改变 | 尽管额外增加氧浓度，饱和度水平仍<80% |

## 1.5.3 应用建议

1. 基于对新生儿特征的观察进行每项评分，计算总分后对疼痛进行解释。

2. 根据评分结果推荐的干预方法

0～5分，没有疼痛/轻度疼痛，进行非药物干预；

6～10分，中度疼痛，进行非药物干预并考虑药物干预的必要性；

>10分，重度疼痛，联合使用非药物和药物干预。

3. 制定干预措施时应考虑：由于止痛药物不是治疗短暂操作性疼痛的最优选择，推荐使用非药物方法缓解新生儿疼痛。

## 1.6 新生儿疼痛、躁动及镇静评估量表（neonatal pain，agitation and sedation scale，N-PASS）

### 1.6.1 量表概况

N-PASS是由美国学者Hummel和 Puchalski等于2008年研制，用于急性和进行性疼痛的评估，可用于NICU中机械通气患儿疼痛评估、术后疼痛评估及镇静水平的评估。N-PASS分为镇静和疼痛躁动项目，每个项目共有5个条目，包括哭泣／易惹兴奋、行为状态、面部表情、肢体活动肌张力、生命体征。镇静项目每个条目评分为-2～0分，总分-10～0分；疼痛躁动项目每个条目评分为0～2分，总分0～10分。疼痛评分>2分时需要进行干预，镇静评分<-2分时需要进行干预。还可单独评估每一项，用于发现临床状态对没有服用镇静药物者疼痛评分中镇静部分的影响，并防止镇静过度。2017年何碧云等对其进行了汉化，汉化版量表疼痛／躁动项目药物干预前Cronbach’s α系数为0.957，药物干预后Cronbach’s α系数为0.888，镇静项目Cronbach’s α系数为0.967。

### 1.6.2 工具描述

表1-4 中文版新生儿疼痛、躁动及镇静评估量表（N-PASS）

| 评估项目 | 镇静后休息睡眠状态 | | 镇静后休息睡眠状态/疼痛 | 疼痛/兴奋 | |
|---|---|---|---|---|---|
| | -2分 | -1分 | 0/0 | 1分 | 2分 |
| 哭吵易怒兴奋 | 疼痛刺激后无哭吵 | 疼痛刺激后有轻微呻吟或哭吵 | 无镇静/无疼痛体征 | 间歇性激惹或哭吵；可安慰 | 高音调的或不间断的无声哭泣；不可安慰 |

（续表）

| 评估项目 | 镇静后休息睡眠状态 | | 镇静后休息睡眠状态/疼痛 | 疼痛/兴奋 | |
|---|---|---|---|---|---|
| | -2分 | -1分 | 0/0 | 1分 | 2分 |
| 行为状态 | 任何刺激后均不觉醒<br>无自主活动 | 轻微刺激后就可觉醒<br>少许自主活动 | 无镇静/无疼痛体征 | 烦躁，扭动频繁觉醒 | 身体呈弓形，踢腿，不间断的觉醒或轻微刺激后觉醒/无镇静状态下无动作 |
| 面部表情 | 口唇放松无特殊面部表情 | 刺激后有轻微面部表情 | 无镇静/无疼痛体征 | 间歇的疼痛表现 | 不断地有疼痛表现 |
| 肢体活动肌张力 | 无握持反射<br>肌肉无力 | 微弱的握持反射；肌张力下降 | 无镇静/无疼痛体征 | 手指或脚趾间歇性收紧或张开；躯体放松 | 手指或脚趾不断的收紧或张开；躯体紧张 |
| 生命体征 | 刺激后无改变<br>低通气或呼吸暂停 | 刺激后有少于基础生命体征10%的变化 | 无镇静/无疼痛体征 | 增加基础生命体征的10%～20%；刺激后$SpO_2$ 76%～85%，然后快速恢复正常 | 增加大于基础生命体征的20%；刺激后$SpO_2 \leqslant 75\%$，然后缓慢恢复；呼吸不规则/人机对抗 |

## 1.6.3 应用建议

胎龄或纠正胎龄<30周得分+1。

## 1.7　早产儿疼痛评分 (premature infant pain profile ,PIPP)

### 1.7.1　量表概况

PIPP量表包括3项行为指标(面部表情、皱眉、挤眼和鼻唇沟深浅)、2个生理指标(心率、血氧饱和度)和背景内容(胎龄、行为状态),共7个项目,主要用于早产儿的疼痛评估。操作方便,可在床边完成,且具有良好的效度和信度。

### 1.7.2　工具描述

表1-5　早产儿疼痛评分(PIPP)

| 评估项目 | 分值 | | | |
|---|---|---|---|---|
| | 0分 | 1分 | 2分 | 3分 |
| 胎龄 | ≥36周 | 32～35周 | 28～31周 | <28周 |
| 行为状态 | 活动/觉醒、睁眼有面部表情 | 活动/觉醒、睁眼无面部表情 | 活动/睡眠、闭眼有面部表情 | 活动/睡眠、闭眼无面部表情 |
| 心率增加次数 | 0～4次/min | 5～14次/min | 15～24次/min | >24次/min |
| 氧饱和度下降 | 0～2.4% | 2.5%～4.9% | 5.0%～7.4% | ≥7.5% |
| 皱眉 | 无 | 轻度 | 中度 | 重度 |
| 挤眼 | 无 | 轻度 | 中度 | 重度 |
| 鼻唇沟加深 | 无 | 轻度 | 中度 | 重度 |

### 1.7.3 应用建议

1. 各项目分数为0～3分，最高分为21分；得分越高，不适和疼痛越明显。

2. 评估时间为30s，“无”为出现该动作时间≤评估时间的9%，“轻度”、“中度”、“重度”表示该动作持续时间分别为评估时间的10%～39%、40%～69%、≥70%。

## 1.8 CRIES量表（CRIES scale）

### 1.8.1 量表概况

CRIES量表的命名由与新生儿疼痛有关行为和生理指标的5个首字母缩写而成，包括哭声（crying）、血氧饱和度 > 95%时所需的氧浓度(requires $O_2$ for oxygen saturation > 95%)、生命体征变化(increased vital signs)、面部表情(expression)和不能入睡(sleeplessness)。适用于新生儿和婴儿术后疼痛评估，是评估小婴儿术后疼痛的有效、可靠且相对客观的手段。

### 1.8.2 工具描述

表1-6 CRIES评分法

| 评估项目 | 评分 | | |
|---|---|---|---|
| | 0分 | 1分 | 2分 |
| 啼哭 | 无 | 高声 | 不可安抚 |
| $SpO_2$ > 95%时对$FiO_2$的要求 | 无 | < 30% | > 30% |
| 生命体征升高（与术前比较） | 心率、血压无变化 | 心率、血压上升 < 20% | 心率、血压上升 > 20% |
| 表达 | 无 | 做鬼脸，面部扭曲 | 咕哝 |
| 不能入睡 | 无 | 间断性苏醒 | 经常苏醒 |

### 1.8.3 应用建议

1. 每项得分为0～2分，其中1～3分为轻度疼痛，4～6分为中度疼痛，7～10分为重度疼痛，> 3分应进行镇痛治疗。

# 1.9 新生儿面部编码系统（neonatal facial coding system，NFCS）

## 1.9.1 量表概况

NFCS是加拿大British Columbia 儿童医院1998年制定的，主要应用于早产儿和新生儿的疼痛评估。主要内容包括挤眼、皱眉、鼻唇沟加深、张口、嘴水平伸展、嘴垂直伸展、舌呈杯状、嘴呈“O”形、下颌颤动，伸舌等。现已广泛应用于评估急性操作性疼痛。

## 1.9.2 工具描述

表1-7 新生儿面部编码系统(NFCS)

| 评估项目 | 分值 | |
|---|---|---|
| | 0分 | 1分 |
| 皱眉 | 无 | 有 |
| 双目紧闭 | 无 | 有 |
| 鼻唇沟加深 | 无 | 有 |
| 双唇张开 | 无 | 有 |
| 纵向咧嘴 | 无 | 有 |
| 横向咧嘴 | 无 | 有 |
| 舌双侧向内卷起 | 无 | 有 |
| 面颊颤动 | 无 | 有 |
| 缩唇 | 无 | 有 |
| 伸舌 | 无 | 有 |

### 1.9.3 应用建议

1. 各项表现“无”为0分，“有”为1分，得分越高表示疼痛越明显。

2. 缩唇表现为唇周肌肉紧张；伸舌是指早产儿，在足月儿中为“无痛”的体现。

3. 临床应用中，需要医生和护士详细观察患儿的异常举动，排除其他正常的生理活动和反射。

# 1.10 Braden压力性损伤风险评估量表 (Braden pressure ulcer risk assessment scale)

## 1.10.1 量表概况

Braden压力性损伤风险评估量表是1984年由美国的Braden和Bergstrom博士共同制定的，是目前在国内临床护理应用最广的量表，其从病因学的角度对压疮发病风险予以评估，更有利于对压疮的早发现、早诊断、早干预和早治疗。Braden量表主要评估项目包括：感知能力、潮湿、活动能力、移动能力、营养状况以及摩擦力和剪切力。前5项评分范围是1～4分，最后1项的评分范围是1～3分，分数低提示患者在该项目存在显著异常，基本评分标准是18分以上提示没有危险，具有方便、无创、经济、在一定程度上能预测压疮的发生的优点。

## 1.10.2 工具描述

表1-8 Braden压力性损伤风险评估量表

| 项目 | 评分 | | | |
|---|---|---|---|---|
| 感知能力(机体对压力所引起不适感的反应能力) | 1分=完全受限<br>对疼痛刺激没有反应(没有呻吟、退缩或紧握)或者绝大部分机体对疼痛的感觉受限 | 2分=大部分受限<br>只对疼痛刺激有反应，能通过呻吟、烦躁的方式表达机体不适。或者机体一半以上的部位对疼痛或不适感感觉障碍 | 3分=轻度受限<br>对其讲话有反应，但不是所有时间都能用语言表达不适感。或者机体的一、两个肢体对疼痛或不适感感觉障碍 | 4分=没有改变<br>对其讲话有反应，机体没有对疼痛或不适的感觉缺失 |

（续表）

| 项目 | 评分 | | | |
|---|---|---|---|---|
| 潮湿（皮肤处于潮湿状态的程度） | 1分=持久潮湿<br>由于出汗、尿液等原因皮肤一直处于潮湿状态，每当移动患者或给患者翻身时就可发现患者皮肤是湿的 | 2分=经常潮湿<br>皮肤经常但不总是处于潮湿状态，床单每天至少换一次 | 3分=偶尔潮湿<br>每天大概需要额外换一次床单 | 4分=很少潮湿<br>皮肤通常是干的，只需按常规换床单即可 |
| 活动能力（躯体活动的能力） | 1分=卧床不起<br>限制在床上 | 2分=局限于轮椅活动<br>行动能力严重受限或没有行走能力 | 3分=可偶尔步行<br>白天在帮助或无需帮助的情况下偶尔可以走一段路。每天大部分时间在床上或椅子上度过 | 4分=经常步行<br>每天至少2次室外行走，白天醒着的时候至少每2小时行走一次 |
| 移动能力（改变/控制躯体位置的能力） | 1分=完全受限<br>没有帮助的情况下不能完成轻微的躯体或四肢的位置变动 | 2分=严重受限<br>偶尔能轻微地移动躯体或四肢，但不能独立完成经常地或显著地躯体位置变动 | 3分=轻度受限<br>能经常独立地改变躯体或四肢的位置，但变动幅度不大 | 4分=不受限<br>独立完成经常性的大幅度体位改变 |
| 营养状况 | 1分=重度营养摄入不足<br>从来不能吃完一餐饭，很少能摄入所给食物量的1/3。每天能摄入2份或以 | 2分=营养摄入不足<br>很少吃完一餐饭，通常只能摄入所给食物量的1/2，每天蛋白摄入量是3份肉或 | 3分=营养摄入适当<br>可摄入供给量的一半以上。每天4份蛋白量（肉或乳制品），偶尔拒绝肉类，如果 | 4分=营养摄入良好<br>每餐能摄入绝大部分食物，从来不拒绝食物，通常 |

（续表）

| 项目 | 评分 | | | |
|---|---|---|---|---|
| 平常的食物摄入模式 | 下的蛋白量（肉或乳制品），很少摄入液体，没有摄入流质饮食。或者禁食和（或）清流摄入或静脉输入大于5天 | 乳制品。偶尔能摄入规定食物量。或者可摄入略低于理想量的流质或者管饲 | 供给食物通常会吃掉。或者管饲或TPN能达到绝大部分的营养所需 | 吃4份或更多的肉和乳制品，两餐间偶尔进食。不需其他补充食物 |
| 摩擦力和剪切力 | 1分=有此问题<br><br>移动时需要中到大量的帮助，不可能做到完全抬空而不碰到床单，在床上或椅子上时经常滑落。需要大力帮助下重新摆体位。痉挛、挛缩或躁动不安通常导致摩擦 | 2分=有潜在问题<br><br>躯体移动乏力，或者需要一些帮助，在移动过程中，皮肤在一定程度上会碰到床单、椅子、约束带或其他设施。在床上或椅子上可保持相对好的位置，偶尔会滑落下来 | 3分=无明显问题<br><br>能独立在床上或椅子上移动，并且有足够的肌肉力量在移动时完全抬空躯体。在床上和椅子上总是保持良好的位置 | |
| Braden Scale 总分23分，15～18分为低危；13～14分为中危；10～12分为高危；≤9分为极高危 | | | | |

### 1.10.3 应用建议

1. 本量表对高危人群的筛检能力较强。

2. 运用本量表对患者进行评估时，需对相关护士进行专业培训。

3. 尽管量表具有一定预测效果，但并不能完全代替护士的临床经验判断，将护士的经验与压疮风险评估量表结合在一起，才能更好地预防压疮。

# 1.11 Braden Q 儿童压力性损伤风险评估量表（Braden Q pressure ulcer risk assessment scale）

## 1.11.1 量表概况

Braden Q 儿童压力性损伤风险评估量表是专门应用于儿童的压疮评估量表，是由Curley M.A.根据成人Braden量表改编而成，共有 7个条目。有研究指出，Braden-Q 量表对儿童压疮风险预测效果为中等水平。

## 1.11.2 工具描述

表1-9 Braden Q 儿童压力性损伤风险评估量表

| 项目 | 评分 | | | |
|---|---|---|---|---|
| 移动能力（改变/控制躯体位置的能力） | 1分=完全受限<br><br>没有帮助的情况下不能完成轻微的躯体或四肢的位置变动 | 2分=严重受限<br><br>偶尔能轻微地移动躯体或四肢，但不能独立完成经常地或显著地躯体位置变动 | 3分=轻度受限<br><br>能经常独立地改变躯体或四肢的位置，但变动幅度不大 | 4分=不受限<br><br>独立完成经常性的大幅度体位改变 |
| 活动能力（躯体活动的能力） | 1分=卧床不起<br><br>限制在床上 | 2分=局限于轮椅活动<br>行动能力严重受限或没有行走能力 | 3分=可偶尔步行<br>白天在帮助或无需帮助的情况下偶尔可以走一段路。每天大部分时间在床上或椅子上度过 | 4分=经常步行<br>每天至少2次室外行走，白天醒着的时候至少每2小时行走一次 |

（续表）

| 项目 | 评分 | | | |
|---|---|---|---|---|
| 感知<br>（机体对压力所引起不适感的反应能力） | 1分=完全受限<br>对疼痛刺激没有反应（没有呻吟、退缩或紧握）或者绝大部分机体对疼痛的感觉受限 | 2分=严重受限<br>只对疼痛刺激有反应，能通过呻吟、烦躁的方式表达机体不适。或者机体一半以上的部位对疼痛或不适感感觉障碍 | 3分=轻度受限<br>对其讲话有反应，但不是所有时间都能用语言表达不适感。或者机体的一、两个肢体对疼痛或不适感感觉障碍 | 4分=没有改变<br>对其讲话有反应，机体没有对疼痛或不适的感觉缺失 |
| 潮湿<br>（皮肤处于潮湿状态的程度） | 1分=持久潮湿<br>由于出汗、尿液等原因皮肤一直处于潮湿状态，每当移动患者或给患者翻身时就可发现患者皮肤是湿的 | 2分=经常潮湿<br>皮肤经常但不总是处于潮湿状态，床单每天至少每8小时换一次 | 3分=偶尔潮湿<br>皮肤偶尔处于潮湿状态，每天大概需要12小时换一次床单 | 4分=很少潮湿<br>皮肤通常是干的，只需正常换尿布即可，床单仅需要每24小时更换一次 |
| 摩擦和剪切力 | 1分=有重要问题<br>痉挛、挛缩、瘙痒或躁动不安，通常导致持续的扭动和摩擦 | 2分=有此问题<br>移动时需要中到大量的帮助，不可能做到完全抬空而不碰到床单，在床上或椅子上时经常滑落。需要大力帮助下重新摆体位。痉挛、挛缩或躁动 | 3分=有潜在问题<br>躯体移动乏力，或者需要一些帮助，在移动过程中，皮肤在一定程度上会碰到床单、椅子、约束带或其他设施。在床上或椅子上可保持 | 4分=无明显问题<br>变换体位时能完全抬起身体。能独立在床上或椅子上移动，并且有足够的肌肉力量在移动时完全抬空躯体。在床 |

（续表）

| 项目 | 评分 | | | |
|---|---|---|---|---|
| | | 不安通常导致摩擦 | 相对好的位置，偶尔会滑落下来 | 上和椅子上总是保持良好的位置 |
| 营养状况（平常的食物摄入模式） | 1分=重度营养摄入不足<br>禁食和（或）清流摄入或蛋白<25mg/L或静脉输液大于5天 | 2分=营养摄入不足<br>流质或导管喂养/通过胃肠外营养不能完全获得成长所需营养物质或蛋白质<30mg/L | 3分=营养摄入适当<br>管饲或TPN能获得足量的成长所需营养物质 | 4分=营养摄入良好<br>日常饮食可获得成长所需营养物质，不需补充其他食物 |
| 组织灌注与氧合 | 1分=极度缺乏<br>低血压（MAP<50mmHg；新生儿MAP<40mmHg）；氧饱和度<95%或血红蛋白水平<100mg/L或毛细管充盈时间>2秒；血清pH<7.40 | 2分=缺乏<br>血压正常；氧饱和度<95%或血红蛋白水平<100mg/L或毛细管充盈时间>2秒；血清pH<7.40 | 3分=充足<br>血压正常；氧饱和度<95%或血红蛋白水平<100mg/L；或毛细管充盈时间>2秒；血清pH正常 | 4分=非常好<br>血压正常；氧饱和度>95%；血红蛋白水平正常；毛细管充盈时间<2秒 |
| Braden Q评估结果：16～23分为低危；13～15分为中危；10～12分为高危；≤9分为极高危 | | | | |

## 1.11.3 应用建议

1. 本量表专门用于儿童，在Braden量表的基础上增加了“组织灌注与氧合”。

2. 该量表的7个评估项目的评分范围均为1～4分。

3. 国内研究显示Braden Q儿童压疮评估量表的预测效应一般，有待进一步改善。

# 1.12 压力性损伤愈合评估表 (pressure ulcer scale for healing,PUSH)

## 1.12.1 量表概况

压力性损伤愈合评估表用于压力性损伤的观察和测量，分别观察和测量压力性损伤的创面、渗出和伤口组织类型等，并进行评分，3个项目相加得到的总分用于评估患者压力性损伤愈合过程中是否好转或恶化。

## 1.12.2 工具描述

表1-10 压力性损伤愈合评估表

| 项目 | 评分 | | | | | | 得分 |
|---|---|---|---|---|---|---|---|
| 压力性损伤面积长×宽（$cm^2$） | 0分<br>0 | 1分<br>< 0.3 | 2分<br>0.3~0.6 | 3分<br>0.7~1.0 | 4分<br>1.1~2.0 | 5分<br>2.1~2.0 | |
| | | 6分<br>3.1~4.0 | 7分<br>4.1~8.0 | 8分<br>8.1~12.0 | 9分<br>12.1~24.0 | 10分<br>> 24.0 | |
| 渗液量 | 0分<br>无渗液 | 1分<br>少量渗液 | 2分<br>中量渗液 | 3分<br>大量渗液 | | | |
| 创面组织类型 | 0分<br>闭合 | 1分<br>上皮组织 | 2分<br>肉芽组织 | 3分<br>腐肉 | 4分<br>坏死组织 | | |

## 1.12.3 应用建议

1. 压力性损伤面积（长×宽） 以患者身体的头至脚为纵轴，与纵轴垂直为横轴，以纵轴最长值表示伤口的长度，横轴最长值表示宽度，计算“长×宽”估计伤口的面积，一定要使用厘米尺和同一种方法实际测量。

2. 渗液量　揭除敷料，并在清洗或擦拭之前评估渗液量，分为无渗液、少量渗液、中量渗液和大量渗液。

3. 创面组织类型

（1）4分—坏死组织：黑色、棕色、棕褐色组织牢固附着在伤口床或伤口边缘，与伤口周围皮肤附着牢固或者松软

（2）3分—腐肉：黄色或白色组织以条索状或者浓厚结块黏附在伤口床，也可能是黏液蛋白

（3）2分—肉芽组织：粉色或牛肉色组织，有光泽，湿润的颗粒状表面

（4）1分—上皮组织：浅表性溃疡，有新鲜的粉色或有光泽组织生长在伤口边缘，或如数个小岛分散在溃疡表面

（5）0分—闭合或新生组织：伤口完全被上皮组织或重新生长的皮肤覆盖

# 1.13 尿布相关性皮炎（NAD）（newborn diaper associated dermatitis）

## 1.13.1 工具概况

尿布相关性皮炎是指在尿布或尿垫下，由于皮肤暴露于潮湿环境中或与念珠菌接触而引起的皮肤炎症变化，根据皮损的严重程度分为轻度、中度及重度。

## 1.13.2 工具描述

表1-11 尿布相关性皮炎（NAD）

| 分级 | 皮肤情况 | 皮肤图片 |
|---|---|---|
| 无 | | 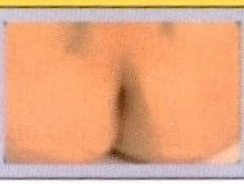 |
| 轻度 | 皮肤红疹<br>无破损 | 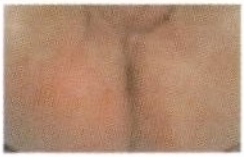 |
| 中度 | 皮肤红疹<br>部分皮肤破损 | 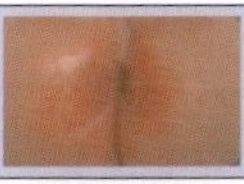 |
| 重度 | 皮肤红疹<br>大面积皮肤破损/溃疡<br>（非压力性） | 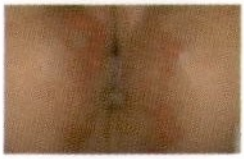 |
| 真菌 | 点状红疹伴脓疱呈卫星分布，<br>可延伸至腹股沟与皱褶皮肤 | 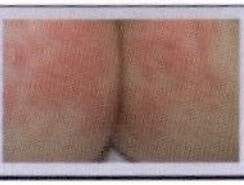 |

图片来源：WUK BPS：Best Practice State ment Principles of wound management in paediatric patients.

### 1.13.3 应用建议

尿布相关性皮炎是由于皮疹的出现，并排除其他原因造成的皮疹。除了物理评估外，需要有相应的病史，如现存皮疹的存在时间、症状（如疼痛和瘙痒）、清理过程，尿布类型，是否暴露于潜在刺激物，皮肤创伤及抗生素使用情况。

# 1.14 口腔评估指引（oral assessment guide，OAG）

## 1.14.1 量表概况

口腔评估指引是内布拉斯加大学医疗中心为研究目的而研制的。主要用于评估癌症患者由于化疗引起的口腔并发症。OAG分为8类，包括声音，吞咽，嘴唇，舌头，唾液，口腔黏膜，牙龈和牙齿。每个类别的描述内容对应从1～3的数字等级。“正常的”评为1分；“轻度变化，没有系统功能或上皮完整性受损”评为2分；“系统功能或黏膜完整性受损”评为3分。最高分24分，最低分8分，分数越高，口腔黏膜炎越严重。

## 1.14.2 工具描述

表1-12 口腔评估指引（OAG）

| 类别 | 评估工具 | 测评的方法 | 1分 | 2分 | 3分 |
|---|---|---|---|---|---|
| 声音 | 听 | 与患者交谈 | 正常 | 低沉 | 说话困难 |
| 吞咽 | 观察 | 嘱患者吞咽，将压舌板放在舌根处轻压 | 正常 | 吞咽时有些疼痛 | 无法吞咽 |
| 嘴唇 | 看，触诊 | 观察，感受 | 光滑，粉红且湿润 | 干燥或龟裂 | 溃疡或出血 |
| 舌头 | 看，触诊 | 观察，感受 | 粉红，湿润且表面有乳头突起 | 舌乳头表面突起消失，有或无舌面发红 | 起水泡或龟裂 |
| 唾液 | 压舌板 | 用压舌板触碰舌头的中央以及上颚 | 水样 | 黏稠 | 无 |

（续表）

| 类别 | 评估工具 | 测评的方法 | 1分 | 2分 | 3分 |
| --- | --- | --- | --- | --- | --- |
| 口腔黏膜 | 看 | 观察组织的外观 | 粉红且湿润 | 发红或发白，但无溃疡 | 溃疡，有或无出血 |
| 牙龈 | 看，压舌板 | 用压舌板的头端轻压 | 粉红 | 水肿，有或无发红 | 自发性出血或按压时出血 |
| 牙齿 | 看 | 观察牙齿的外观 | 干净且无食物残渣 | 部分牙齿间残留食物残渣，有牙菌斑 | 所有牙齿间残留食物残渣，牙菌斑 |

## 1.14.3 应用建议

1. OAG的总分是8个类别评分所得分值的总和。

2. OAG可以用于成人，也可以用于儿童，均有良好的信效度；被广泛应用于量化放化疗，骨髓移植期间的口腔并发症。

3. 每项评分所对应的描述中任何一种情况均应评分。

# 1.15 Knowles–Eccersley–Scott症状问卷（Knowles–Eccersley–Scott–symptom questionnaire）

## 1.15.1 量表概况

Knowles–Eccersley–Scott症状问卷由Knowles，Eccersley和Scott在2000年研制，用以评估慢性便秘的严重程度。该量表包含11个条目，包括：便秘持续时间，泻药的使用，大便次数，尝试排便未成功，感觉排便不尽，腹痛，胀气，灌肠，排便时间，排便困难程度，粪便性状。每个条目有4个或5个可能的答案，相应评分为0(无症状)～3/4(症状严重)，根据答案进行评分预计5分钟内可完成，最高分39分，得分越高则症状越严重。

## 1.15.2 工具描述

表1–13 Knowles–Eccersley–Scott症状问卷

| 条目 | 评估标准 | | | | |
|---|---|---|---|---|---|
| | 0分 | 1分 | 2分 | 3分 | 4分 |
| 1.便秘的持续时间 | 0～18个月 | 18个月～5年 | 5～10年 | 10～20年 | >20年（或一生） |
| 2.泻药的使用 | 无 | 必要时使用或短时间使用 | 经常使用或长期使用 | 长期使用且无效 | / |
| 3.大便次数 | 1～2次/1～2天 | ≤2次/周 | ≤1次/周 | ≤1次/2周 | / |
| 4.尝试排便未成功 | 从不/罕见 | 有时 | 经常 | 一直 | / |
| 5.感觉排便不尽 | 从不 | 罕见 | 有时 | 经常 | 一直 |

（续表）

| 条目 | 评估标准 | | | | |
|---|---|---|---|---|---|
| | 0分 | 1分 | 2分 | 3分 | 4分 |
| 6.腹痛 | 从不 | 罕见 | 有时 | 经常 | 一直 |
| 7.胀气 | 从不 | 仅患者觉得 | 他人可见 | 引起饱胀或恶心 | 严重，伴有呕吐 |
| 8.灌肠 | 无 | 偶尔使用栓剂纳肛通便 | 常规使用栓剂纳肛通便 | 偶尔人工灌肠 | 一直人工灌肠 |
| 9.排便或尝试排便花费的时间 | <5min | 5～10min | 10～30min | >30min | / |
| 10.排便困难（引起排便疼痛的尝试） | 从不 | 罕见 | 有时 | 经常 | 一直 |
| 11.粪便的硬度（不使用泻药） | 松软/正常 | 有时硬 | 一直硬 | 一直硬，通常是颗粒状 | / |

## 1.15.3 应用建议

1. 该量表没有明确适用人群的年龄范围。

2. KESS的每个条目必须对应一个答案，最终得分为所有条目的得分总和。

3. 该量表可用于评估慢性便秘患者的症状。但尚未经过汉化，没有国内应用经验及信效度评价。

# 1.16 患者便秘状况评估量表（patient assessment of constipation quality of life scale,PAC-QOL）

## 1.16.1 量表概况

PAC-QOL量表由法国学者Marquis等于2005年研制，已存在多种语言版本，在国外已证实有较好的信、效度。赵贞贞等获得授权在2010年将其汉化，也获得较好的信效度，可用于慢性便秘患者生活治疗的评价。包括28个条目4个维度即躯体不适（条目1～4），心理社会不适（条目5～12），担心和焦虑（条目13～23），满意度（条目24～28）。调查患者近两周的生活质量，采用5级评分，各种不适按程度从“完全没有”到“非常严重”分别赋予0～4分。

## 1.16.2 工具描述

表1-14 患者便秘状况评估量表(PAC-QOL)

| 下列问题与便秘的症状有关。在过去的2周中，下面症状的严重程度或强度 | 一点也不 | 有一点 | 一般 | 比较严重 | 非常严重 |
|---|---|---|---|---|---|
| | 0分 | 1分 | 2分 | 3分 | 4分 |
| 1. 感到腹胀? | □ | □ | □ | □ | □ |
| 2. 感到体重增加? | □ | □ | □ | □ | □ |

| 下列问题关于便秘与日常生活。过去的2周里有多少时间 | 没有 | 偶尔 | 有时 | 多数时间 | 总是 |
|---|---|---|---|---|---|
| | 0分 | 1分 | 2分 | 3分 | 4分 |
| 3. 感到身体不舒服? | □ | □ | □ | □ | □ |
| 4. 有便意但排便困难? | □ | □ | □ | □ | □ |

（续表）

| 下列问题关于便秘与日常生活。过去的2周里有多少时间 | 没有 | 偶尔 | 有时 | 多数时间 | 总是 |
|---|---|---|---|---|---|
| | 0分 | 1分 | 2分 | 3分 | 4分 |
| 5. 与他人在一起感到不自在? | □ | □ | □ | □ | □ |
| 6. 因为便秘吃的越来越少吗? | □ | □ | □ | □ | □ |

| 下列问题关于便秘与日常生活，过去的2周里，下面问题的严重程度和强度 | 一点也不 | 有一点 | 一般 | 比较严重 | 非常严重 |
|---|---|---|---|---|---|
| | 0分 | 1分 | 2分 | 3分 | 4分 |
| 7. 必须关心吃什么 | □ | □ | □ | □ | □ |
| 8. 食欲下降 | □ | □ | □ | □ | □ |
| 9. 担心不能随意选择食物（如在朋友家） | □ | □ | □ | □ | □ |
| 10. 出门在外，因在卫生间时间太长而感到不自在 | □ | □ | □ | □ | □ |
| 11. 出门在外，因频繁去卫生间感到不自在 | □ | □ | □ | □ | □ |
| 12. 总是担心改变生活习惯（如旅行、外出等） | □ | □ | □ | □ | □ |

| 下面问题与便秘的感觉有关。过去2周内，下列症状出现的时间频率 | 没有 | 偶尔 | 有时 | 多数时间 | 总是 |
|---|---|---|---|---|---|
| | 0分 | 1分 | 2分 | 3分 | 4分 |
| 13. 感到烦躁易怒 | □ | □ | □ | □ | □ |
| 14. 感到不安 | □ | □ | □ | □ | □ |

（续表）

| 下面问题与便秘的感觉有关。过去2周内，下列症状出现的时间频率 | 没有 | 偶尔 | 有时 | 多数时间 | 总是 |
|---|---|---|---|---|---|
| | 0分 | 1分 | 2分 | 3分 | 4分 |
| 15. 总是困扰 | □ | □ | □ | □ | □ |
| 16. 感到紧张 | □ | □ | □ | □ | □ |
| 17. 感到缺乏自信 | □ | □ | □ | □ | □ |
| 18. 感到生活失去控制 | □ | □ | □ | □ | □ |

| 下面问题与便秘的感觉有关。过去2周内下面问题的严重程度和强度 | 一点也不 | 有一点 | 一般 | 比较严重 | 非常严重 |
|---|---|---|---|---|---|
| | 0分 | 1分 | 2分 | 3分 | 4分 |
| 19. 为不知何时排便而担心 | □ | □ | □ | □ | □ |
| 20. 担心不能够排便 | □ | □ | □ | □ | □ |
| 21. 因不排便而影响生活 | □ | □ | □ | □ | □ |

| 下列问题关于便秘与日常生活。过去2周中，下面症状出现的时间频率 | 没有 | 偶尔 | 有时 | 多数时间 | 总是 |
|---|---|---|---|---|---|
| | 0分 | 1分 | 2分 | 3分 | 4分 |
| 22. 担心情况越来越糟 | □ | □ | □ | □ | □ |
| 23. 感到身体不能工作 | □ | □ | □ | □ | □ |
| 24. 大便次数比想象的要少 | □ | □ | □ | □ | □ |

| 下面问题关于满意度。在过去的2周内下面问题的严重程度和强度 | 很满意 | 比较满意 | 一般 | 有点不满意 | 很不满 |
|---|---|---|---|---|---|
| | 0分 | 1分 | 2分 | 3分 | 4分 |
| 25. 对大便次数满意吗? | □ | □ | □ | □ | □ |
| 26. 对大便规律满意吗? | □ | □ | □ | □ | □ |
| 27 .对食物经过肠道的时间满意吗? | □ | □ | □ | □ | □ |
| 28. 对以往治疗满意吗? | □ | □ | □ | □ | □ |

### 1.16.3 应用建议

1. 该评价标准更适用于慢性便秘的患者，目前推荐的适用人群为18岁以上的成年人。

2. 其中条目18、25～28为反向条目，各维度得分为该维度所有条目的平均分，总分为所有条目的平均分，得分越高代表生活质量越低。

# 1.17 Bristol粪便性状评分（Bristol stool form scale, BSFS）

## 1.17.1 工具概况

由Lewis等在1997年研制，根据粪便性状依次评分为1分：单个、坚硬的粪块，像坚果（排出困难）；2分：香肠状，成块；3分：香肠状，表面有裂缝；4分：香肠状，光滑柔软；5分：软团块，边界分明（排出容易）；6分：松软烂糊便；7分：水样，无固体状物。不同的粪便性状可以反映不同的肠道传输时间，得分越低，肠道传输时间越长；得分越高，传输时间越短。

## 1.17.2 工具概况

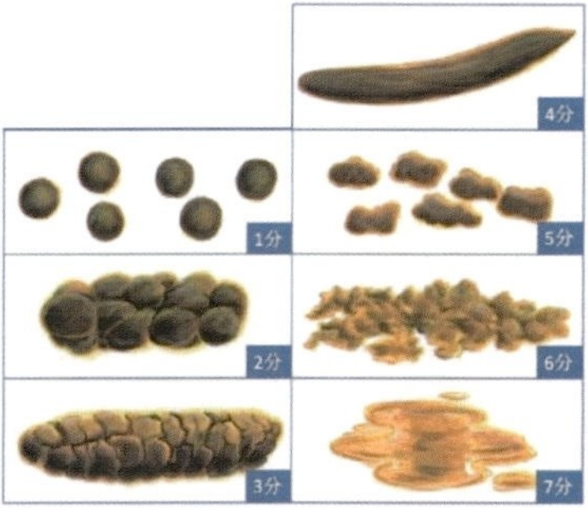


图 1-3　BRISTOL 粪便性状评分（BSFS）

## 1.17.3 应用建议

1. 该量表没有明确指出适用人群范围，但应用范围较广，具有良好的信效度。

2. 每种粪便类型对应一个得分，得分不可累加。

3. 可用于功能性便秘或腹泻患儿粪便性状的评估。

4. 可用于结肠镜前肠道准备时排便性状的评估。

5. BSFS评分被认为和肠道排泄功能改变有关，BSFS $< 3$ 分提示全肠道排泄延迟（敏感度85%，特异度82%）及结肠排泄延迟（敏感度82%，特异度83%）。

## 参考文献

[1] The FLACC: A behavioral scale for scoring postoperative pain in young children, by S Merkel and others, 1997, Pediatr Nurse 23(3), 293–297.

[2] David W . Wong's nursing care of infants and children[J]. Zamm – Journal of Applied Mathematics & Mechanics, 2003, 68:382–382.

[3] Amelia W. Pain：A review of three commonly used pain rating scales[J]. Journal of Clinical Nursing, 2005, 14: 798–804.

[4] P. N. Azzam,A. Alam.Pain in the ICU: a psychiatric perspective[J].J Intensive Care Med,2013,28(3):140–150.

[5] 刘蕊.新生儿急性疼痛评估量表的汉化及信效度评价[D].湖州师范学院,2016:1–73.

[6] H. P, P. M, C. SD, et al. Clinical reliability and validity of the N–PASS: neonatal pain, agitation and sedation scale with prolonged pain [J]. Perinatol, 2008, 28(1):55–60.

[7] 何碧云.新生儿疼痛、镇静及躁动评估量表的汉化及信效度评价[D].浙江大学学校.2017,

[8] Stevens B,Johnston C,Petryshen P,et al. Premature Infant Pain Profile: development and initial validation [J]. Clin J Pain, 1996, 12(1): 13–22.

[9] Krechel S W,Bildner J. CRIES: a new neonatal postoperative pain measurement score. Initial testing of validity and reliability [J]. Paediatr Anaesth，1995，5(1): 53–61.

[10] Grunau RE,Oberlander T,Holsti L,et al. Beside application of the neonatl facial coding system in pain assessment of premature neonates[J]. Pain,1998,76(3)：277–286.

［11］Bergstrom N, Braden BJ. The Braden scale for predicting pressure sore risk [J].Nursing Research, 1987, 36(4): 205–210.

［12］季媛. Braden–Q量表对儿童压疮预测效果的系统评价[D]. 湖州师范学院，2017.

［13］Pressure Ulcer Scale for Healing, Version 3.0: 9/15/98, ©National Pressure Ulcer Advisory Panel

［14］Pan Pacific Clinical Practice Guideline for the Prevention and Management of Pressure Injury (2012)

［15］Merrill L. Prevention, Treatment and Parent Education for Diaper Dermatitis [J]. Nurs Womens Health，2015，19(4): 324–336, 337.

［16］Eilers J, Berger AM, Petersen MC, et al. Development, testing, and application of the oral assessment guide[ J ]. Oncol Nurs Forum, 1988, 15(3): 325–330.

［17］Knowles CH, Eccersley AJ, Scott SM, et al. Linear discriminant analysis of symptoms in patients with chronic constipation: validation of a new scoring system[J]. Dis Colon Rectum, 2000, 43(10): 1419–1426.

［18］Lewis SJ, Heaton KW. Stool form scale as a useful guide to intestinal transit time [J]. Scand J Gastroenterol, 1997, 32: 920–924.

［19］Saad RJ, Rao SS, Koch KL, et al. Do stool form and frequency correlate with whole–gut and colonic transit? Results from a multicenter study in constipated individuals and healthy controls [J]. Am J Gastroenterol, 2010, 105(2): 403–411.

［20］杨劲威，王茂贵，王宝西. 健康儿童粪便重量、长度测量及分型[J]. 实用儿科临床杂志，2005，20( 9 ): 916–917.

[21] 王海珍，黎海芪. 重庆市一社区0-4岁儿童便秘患病率的排便情况横断面调查[J]. 中国循证儿科杂志，2014，9(2)：112-116.

# 第2部分　营养及喂养评估

## 2.1　营养状况和生长风险筛查工具（screening tool for risk on nutritional status and growth，STRONGkids）

### 2.1.1　量表概况

STRONGkids由荷兰学者Hulst等在2010年制定，包括主观临床评估、疾病风险度、营养摄入情况以及体重丢失4个方面的评估。评分0分为低风险，1～3分为中度风险，4～5分为高风险。该工具操作简便，实用性强。

### 2.1.2　工具描述

表2-1　营养状况和生长风险筛查工具(STRONGkids)

| 序号 | 评估内容 | 分值 | 得分 |
|---|---|---|---|
| 1 | 高风险疾病（详见附录） | 有（2分）<br>无（0分） | |
| 2 | 主观判断患儿有无营养不良的临床表现 | 有（1分）<br>无（0分） | |
| 3 | ①最近3天大便≥5次/天或呕吐＞3次/天 | 有（1分）<br>无（0分） | |
| | ②入院前3天主动摄食减少 | | |
| | ③入院前已有进行营养干预的建议 | | |
| | ④因为疼痛缺乏足够的摄入 | | |
| 4 | 在近1个月内是否存在体重减轻或1岁内婴儿存在体重增长过缓 | 有（1分）<br>无（0分） | |

附：高风险疾病种类

| 支气管肺发育不良（≤2岁） | 择期大手术（重要脏器） |
|---|---|
| 烧伤 | 吞咽困难 |
| 神经性厌食 | 胰腺炎 |
| 乳糜泻 | 短肠综合征 |
| 囊性纤维化 | 肌肉疾病 |
| 慢性肝脏疾病 | 代谢性疾病 |
| 慢性肾脏疾病 | 外伤（不包括皮肤损伤） |
| 慢性腹泻（>2cm） | 多种食物过敏/不耐受 |
| 慢性心脏疾病 | 消化道畸形 |
| AIDS | 未成熟儿或早产儿，纠正胎龄<6m |
| 炎症性肠病 | 心理障碍/精神发育落后 |
| 肿瘤 | |

## 2.1.3 应用建议

1. “主观临床评估”项目建议由有经验的儿科医生进行评价。

2. “体重丢失或体重增长不良”项目评估时需要了解患儿以往体重/身高情况。

3. 第3项评估内容中存在任何一种情况均评为“有（1分）”。

## 2.2 儿科营养不良评估筛查工具（screening tool for the assessment of malnutrition in pediatrics, STAMP）

### 2.2.1 量表概况

由英国学者McCarthy等在2008年制定提出并于2012年修正，包括与营养相关的疾病或诊疗计划、住院期间膳食摄入调查及身高体重的测量和评价3个方面的评估。评分0～1分为低风险，2～3分为中度风险，≥4分为高风险。该工具被认为是较为可靠的筛查工具，但应用较为烦琐，其灵敏度和特异度受诊断标准及诊断分界点影响。

### 2.2.2 工具描述

表2-2　儿科营养不良评估筛查工具(STAMP)

| 评估项目 | | 分值 | 得分 |
|---|---|---|---|
| 营养不良 | 不存在 | 0分 | |
| | 可能存在 | 2分 | |
| | 肯定存在 | 3分 | |
| 营养摄入 | 饮食无变化且营养摄入良好 | 0分 | |
| | 近期饮食摄入减少一半以上 | 2分 | |
| | 无营养摄入 | 3分 | |
| 生长曲线 | Z值：−2～2 | 0分 | |
| | Z值：−3～−2或2～3 | 1分 | |
| | Z值：<−3或>3 | 3分 | |
| 总　分 | | | |

附：营养不良指征

| 不存在 | 可能存在 | 肯定存在 |
| --- | --- | --- |
| (1)门诊手术<br>(2)营养调查 | (1)饮食行为问题<br>(2)心脏病<br>(3)脑瘫<br>(4)唇/腭裂<br>(5)腹腔疾患<br>(6)糖尿病<br>(7)胃食管反流<br>(8)小手术<br>(9)神经肌肉病<br>(10)精神疾病<br>(11)呼吸道合胞病毒感染<br>(12)单一食物过敏/不耐受 | (1)肠衰竭<br>(2)烧伤/严重创伤<br>(3)克罗恩病<br>(4)囊性纤维化<br>(5)吞咽困难<br>(6)肝脏疾病<br>(7)大手术<br>(8)多种食物过敏/不耐受<br>(9)积极治疗中的肿瘤<br>(10)肾病/肾衰竭 |

## 2.2.3 应用建议

1. 该工具适用于2～17岁患儿。

2. “生长曲线”的评估中，Z值指“BMI for age”，体重指数(BMI)=体重(kg)÷身高$^2$($m^2$)。

# 2.3 约克郡儿科营养不良筛查工具（paediatric Yorkhill malnutrition score,PYMS）

## 2.3.1 量表概况

由英国学者Gerasimidis等在2010年制定提出，适用于1～16岁住院儿童，并包括BMI、近3个月内体重变化、1周内膳食摄入情况、疾病严重程度4个方面的评估。评分0分为低风险，1分为中度风险，≥2分为高风险。于圣娟等在2013年对该量表进行汉化及信效度检验，形成中文版的儿科营养不良风险评分表（Chinese Version Paediatric Yorkhill Malnutrition Score，CVPYMS），两名护士使用该评分表评价结果的一致性Kappa系数为0.827，各条目得分与总分的Pearson相关系数在0.438～0.756。该工具评估内容简单，耗时少，完成评估的平均时间为6.0min。

## 2.3.2 工具描述

表2-3 约克郡儿科营养不良筛查工具(CVPYMS)

| 姓名 | | 住院号 | 日期 |
|---|---|---|---|
| 主要诊断 | | 床号 | 护士签名 |
| 年龄 | | 性别 | 身高 |
| 科室 | | 会诊医生 | 体质指标 |
| 1 | BMI是否低于表格中的值？ | 不是 | 0分 |
| | | 是 | 2分 |
| 2 | 近期体重是否下降？（3个月内） | 不是 | 0分 |
| | | 是<br>无意减肥<br>衣服宽松<br>体重增加缓慢（如果 < 2岁） | 1分 |

（续表）

| 姓名 | | 住院号 | 日期 |
|---|---|---|---|
| 3 | 1周内膳食摄入是否减少 | 不是<br>正常摄入 | 0分 |
| | | 是<br>至少在过去1周内摄入减少 | 1分 |
| | | 是<br>至少1周内没有摄入（或只随便吃几口） | 2分 |
| 4 | 营养状况是否受到入院时/未来1周疾病的影响? | 不是 | 0分 |
| | | 是<br>至少1周内<br>摄入减少<br>需求增加<br>丢失增加 | 1分 |
| | | 是<br>至少下周内没有摄入（或只是随便吃几口） | 2分 |
| 5 | 计算总分（第1～4得分总和） | 总分数 | |

附：体质指数参考值（参照WHO标准）

| 年龄 | 体质指数 | |
|---|---|---|
| | 男 | 女 |
| 1岁 | 14.8 | 14.2 |
| 2岁 | 14.2 | 13.7 |
| 3岁 | 13.7 | 13.5 |
| 4岁 | 13.4 | 13.2 |

（续表）

| 年龄 | 体质指数 | |
|---|---|---|
| | 男 | 女 |
| 5岁 | 13.3 | 13.1 |
| 6岁 | 13.4 | 13.1 |
| 7岁 | 13.5 | 13.1 |
| 8岁 | 13.7 | 13.3 |
| 9岁 | 13.9 | 13.6 |
| 10岁 | 14.1 | 13.9 |
| 11岁 | 14.5 | 14.4 |
| 12岁 | 14.9 | 14.9 |
| 13岁 | 15.4 | 15.5 |
| 14岁 | 16 | 16 |
| 15岁 | 16.5 | 16.5 |
| 16岁 | 17.1 | 16.8 |

### 2.3.3 应用建议

应用介绍

- CVPYMS是判别儿童是否存在营养风险的一种简单而快速的评分体系。
- CVPYMS判别出有营养风险的儿童，以便使他们得到健康保健专业人员，如营养师提供的建议和支持，从而减少营养不良的并发症并缩短住院时间。
- 许多儿童住院时间比较短，但CVPYMS应每几天重复一次。
- CVPYMS由5步组成，最后一步得出营养风险总分。

第1步：体质指数

体质指数是根据身高和体重得出的数值，是常用的衡量营养风险的一个标准。

· 根据当地医院指南获得身高和体重并记录在表格中。

· 计算体质指数并记录在表格中以便后面评分时作参考。

注：不能获得身高者，测量人员应当在生长曲线图上标注体重值，如果低于第二位百分数，则第一步中评为2分，并记录不能获得身高的原因。

注：如不能获得身高和体重，则将原因记录在后面表格中并继续进入第2步。

第2步：体重下降（近3个月内）

· 近来体重下降可能是营养风险的迹象。

· 询问照顾者或儿童近3个月内所注意到的体重下降的迹象或与之前最近的体重作比较。

· 2岁以下的儿童，应当询问照顾者近3个月内是否注意到孩子体重有所增加。

i. 如果是以下情况即为0分：

a. 体重增加。

b. 体重无变化（2岁以上的儿童）。

c. 体重下降并非因肥胖而故意限制饮食所导致。

ii. 如果是以下情况即为1分：

a. 体重下降。

b. 体重无变化（2岁以下的儿童）。

c. 照顾者注意到近3个月内衣服变宽松。

d. 由于不规律饮食而故意使体重下降。

第3步：评估近期饮食／营养支持变化（近1周内）

· 在相对较短的时间内，儿童营养摄入下降都可能增加他们的营养风险。

• 询问照顾者或儿童近1周的饮食情况。如果儿童平时为人工喂养(肠内营养、膳食补充剂或肠外营养),应询问是否有变化。

i. 如果普通饮食、肠内营养、膳食补充剂或肠外营养都无变化则为0分。

ii. 如果近1周内普通饮食、肠内营养、膳食补充剂或肠外营养都有减少则为1分(除非健康保健专业人员建议如此)。

iii. 如果近1周内没有膳食摄入,包括经口膳食、肠内营养、膳食补充剂和肠外营养则为2分。

注:如果是非常少的摄入量(比如仅仅是每天几小口)都应当记为没有摄入(2分)。

第4步:入院时/未来1周内的疾病对营养状况的影响

• 一些患者在入院、住院期间或出院时可能存在营养不良风险,这是由于膳食摄入减少、胃肠丢失增多和能量需求增加所致。

i. 如果患者的营养状况在入院或出院时一直保持正常则为0分。

ii. 如果未来1周内会出现下列任何一种情况则为1分。

a. 经口膳食、肠内营养或肠外营养下降(比如口腔面部疾患、外伤、严重反胃作呕、静脉注射肠外营养液减少)。

b. 胃肠丢失增多(比如严重持续性腹泻或呕吐)。

c. 能量需求增加(比如严重创伤/烧伤、败血症、发热)。

iii. 如果未来1周内经口或肠内或肠外都没有膳食营养摄入则为2分(比如腹部大手术)。

注:如果是非常少的摄入量(比如仅仅是每天几小口)都应当记为没有摄入(2分)。

第5步:营养风险总分和实施计划

以上所有分数填到相应表格中并相加即得出总分。总分≥2分提示存在显著的营养风险。

i. 如果总分≥2分应根据医院已有的体系对患儿饮食进行回

顾性调查,并通知所负责的内科/外科医生。CVPYMS应当每周重复一次。

ii. 如果总分为1分,需进一步观测这些儿童的饮食情况。食物及液体的摄入量及类型应当记录在液体出入量平衡表中。通知医生且CVPYMS每3天重复一次。

iii. 如果总分为0分,则不需要采取进一步措施,但CVPYMS应当每周重复一次。

# 2.4 儿科营养筛查评分（pediatric nutritional screening score, PNSS）

## 2.4.1 量表概况

PNSS由中国学者陆丽娜等在2016年制定提出，适用于生后1个月至17岁的儿科住院患儿进行营养筛查的评分工具，包括疾病对营养状况的影响、饮食摄入情况、人体测量3个方面的评估，每项指标0～2分，总分0～6分。评分0～1分无或低风险，每周定期筛查；≥2分存在营养不良或营养不良的风险，需进一步营养干预。该工具营养师间一致性水平中等（Kappa=0.596），灵敏度82%，特异度71%。该工具能够识别现存的营养状况、对营养干预的需求以及预测临床结局。

## 2.4.2 工具描述

表2-4　儿科营养筛查评分(PNSS)

| 序号 | 评估内容 | 分值 | 得分 |
|---|---|---|---|
| 1 | 疾病风险评分（详见附录） | 轻或无（0分）<br>中度（1分）<br>重度(2分) | |
| 2 | 过去1周饮食情况 | 正常（0分）<br>减少≤50%平时量（1分）<br>减少>50%平时量（2分） | |
| 3 | 体格测量评分 | WFA-Z/BMI-Z>-1SD（0分）<br>-2SD<WFA-Z/BMI-Z≤-1SD（1分）<br>WFA-Z/BMI-Z≤-2SD（2分） | |
| 得分 | | | |

附：疾病风险评分

| | |
|---|---|
| 轻或无（0分） | 日间手术<br>诊断性操作/活检 |
| 中度（1分） | 中手术：急性阑尾炎、肾造瘘、关造瘘术、腹腔囊性占位、肝脏良性肿瘤<br>消化系统：婴儿肝炎综合征、胃食管反流病、急性腹泻、慢性肝病、胆汁淤积<br>呼吸系统：肺炎、支气管哮喘<br>循环系统：心肌炎、房间隔缺损、室间隔缺损、动脉导管未闭<br>泌尿生殖系统:急／慢性肾炎、肾病综合征<br>造血系统：贫血<br>免疫相关疾病：过敏性紫癜、血小板减少性紫癜、川崎病、类风湿关节炎、免疫缺陷病<br>神经系统：癫痫<br>恶性肿瘤缓解期：急性白血病、实体瘤<br>其他：轻度食物过敏/不耐受、铅中毒 |
| 重度（2分） | 腹部大手术：食管闭锁/食管严重狭窄、食管裂孔疝、膈疝/膈膨升、坏死性肠炎、消化道穿孔、中高位无肛、胆道闭锁、腹裂／脐膨出、肠狭窄／肠梗阻／肠造瘘、先天性巨结肠、胆总管囊肿、畸胎瘤<br>消化系统：炎症性肠病、慢性腹泻、急性胰腺炎、消化道出血、摄食困难、乳糜胸/腹、消化道瘘、短肠综合征、假性肠梗阻<br>呼吸系统：呼吸衰竭 、重症肺炎<br>循环系统：法洛四联症及复杂先心病、慢性心肌病、慢性心功能不全<br>神经系统 ：中枢感染<br>泌尿生殖系统：肾功能衰竭<br>遗传代谢性疾病<br>恶性肿瘤积极治疗期：急性白血病、实体瘤<br>其他：严重食物过敏/不耐受、烧伤、创伤/多发伤 |

### 2.4.3 应用建议

1. 适用于住院患儿，患儿入院时由营养师、医师完成，每周复查。

2. 疾病对营养状况的影响评分依据：0分，蛋白质需要量正常或轻度增加，患者通过饮食可以满足；1分，蛋白质需要量增加，大多数患者通过营养支持得到满足；2分，蛋白质需要量明显增加，通过营养支持得到部分弥补，可能使蛋白质分解或氮丢失减少。

3. 饮食摄入变化以回顾患儿入院前1周的饮食摄入是否变化，同平时一样，则记0分；如摄入量减少不超过平时量的50%，则记1分；摄入量减少超过平时量的50%，或几乎不吃，记2分。

4. 人体测量评价指标：≤5岁：年龄别体重Z值（WFA-Z）；>5岁：年龄别体重指数（BMI-Z）。评价标准采用WHO生长曲线标准。

## 2.5 婴幼儿先天性心脏病喂养和营养筛查清单（infant feeding & nutrition checklist for congenital heart disease, IFNC:CHD）

### 2.5.1 量表概况

IFNC:CHD由加拿大学者Astrid等在2010年制定提出，包括快速核查项目、营养评估项目、喂养评估项目3个方面的评估。每个条目设有“是”“不确定”“否”3 个答案，有1个条目回答为“是”即提示先心病患儿存在喂养和营养风险，回答“是”的比例越高提示喂养和营养风险越大。杨玉霞等在2017年对该量表进行汉化及信效度检验，量表的Cronbach's α 系数为0.804，内容效度指数为0.90。该工具为先天性心脏病患儿喂养和营养风险筛查的专用量表，特异度高。

### 2.5.2 工具描述

表2-5 婴幼儿先天性心脏病喂养和营养筛查清单(IFNC:CHD)

| 类别 | 核查项目 | 是 | 不确定 | 否 |
| --- | --- | --- | --- | --- |
| 快速核查项目 | 心脏诊断：<br>□主动脉弓离断 □左心发育不良<br>□主动脉缩窄 □动脉单干 | | | |
| | 已知或怀疑的染色体或其他异常：<br>□DiGeorge综合征 □18或13三体综合征<br>□CHARGE联合畸形 □VACTERL联合畸形 | | | |
| | 脑损伤 | | | |
| | 声带麻痹 | | | |

（续表）

| 类别 | 核查项目 | 是 | 不确定 | 否 |
|---|---|---|---|---|
| 营养评估项目 | 体重（以下任意一项）<br>□<第三百分位数<br>□出生后体重减少大于2个百分位 | | | |
| | 饮食：<br>□强化母乳　　□高能量配方奶 | | | |
| | 管饲 | | | |
| | 胃肠耐受：呕吐 | | | |
| 喂养评估项目 | 生理状态：<br>□呼吸>65次/min　□呼吸做功增加<br>□心动过速　　□$SpO_2$下降 | | | |
| | 声带：<br>□喘鸣音　　□嘶哑的声音<br>□气喘哭泣 | | | |
| | 喂养期间：<br>□咳嗽、憋气、恶心<br>□鼻塞或闻及上呼吸道通气音<br>□吮吸不良<br>□不能经口完全进食 | | | |

## 2.5.3　应用建议

1. "脑损伤""声带麻痹"条目评价应结合相关专业检查。

2. "喂养评估项目"项目建议由有经验的儿科医生或护士进行评价。

## 2.6 6~24月龄婴幼儿喂养指数评分标准（infant and child feeding index, ICFI）

### 2.6.1 量表概况

ICFI评分标准是美国学者Ruel等在之前研究的基础上于2002年首次提出的一个全面评估婴幼儿喂养状况的概念。主要包括母乳喂养、有无使用奶瓶、进食种类、食物使用频率、喂养频率五个变量。国内学者赖建强等根据发展中国家婴幼儿生长曲线建立了一套适用于发展中国家的6~24月龄婴幼儿ICFI评价标准。喂养指数得分越高代表喂养行为越好，分值较低时表明婴幼儿喂养存在不理想现象。

### 2.6.2 工具描述

表2–6 6~24月龄婴幼儿喂养指数评分标准(ICFI)

| 变量 | 6~8月龄 | 9~11月龄 | 12~24月龄 |
|---|---|---|---|
| 母乳喂养 | 否=0分；是=+2分 | 否=0分；是=+2分 | 否=0分；是=+1分 |
| 使用奶瓶 | 否=1分；是=0分 | 否=1分；是=0分 | 否=1分；是=0分 |
| 24h辅食添加种类 | 0种=0分 | 0~1种=0分 | 0~2种=0分 |
| | 1~2种=1分 | 2~3种=1分 | 3~4种=1分 |
| | ≥3种=2分 | ≥4种=2分 | ≥5种=2分 |
| 1周蔬菜添加天数 | 0~1天/周=0分 | 0~2天/周=0分 | 0~3天/周=0分 |
| | 2~3天/周=1分 | 3~4天/周=1分 | 4~5天/周=1分 |
| | ≥4天/周=2分 | ≥5天/周=2分 | ≥6天/周=2分 |
| 1周水果添加天数 | 0~1天/周=0分 | 0~2天/周=0分 | 0~3天/周=0分 |
| | 2~3天/周=1分 | 3~4天/周=1分 | 4~5天/周=1分 |
| | ≥4天/周=2分 | ≥5天/周=2分 | ≥6天/周=2分 |

（续表）

| 变量 | 6～8月龄 | 9～11月龄 | 12～24月龄 |
|---|---|---|---|
| 1周蛋类添加天数 | 0天/周=0分 | 0天/周=0分 | 0～2天/周=0分 |
| | 1～2天/周=1分 | 1～3天/周=1分 | 3～4天/周=1分 |
| | ≥3天/周=2分 | ≥4天/周=2分 | ≥5天/周=2分 |
| 1周禽畜肉、鱼虾类添加天数 | 0天/周=0分 | 0天/周=0分 | 0～2天/周=0分 |
| | 1～2天/周=1分 | 1～3天/周=1分 | 3～4天/周=1分 |
| | ≥3天/周=2分 | ≥4天/周=2分 | ≥5天/周=2分 |
| 1周豆类及制品添加天数 | 0天/周=0分 | 0天/周=0分 | 0天/周=0分 |
| | 1天/周=1分 | 1天/周=1分 | 1天/周=1分 |
| | ≥2天/周=2分 | ≥2天/周=2分 | ≥2天/周=2分 |
| 1周奶类及奶制品添加天数 | 0～3天/周=0分 | 0～4天/周=0分 | 0～5天/周=0分 |
| | ≥4天/周=1分 | ≥5天/周=1分 | ≥6天/周=1分 |
| 1周谷薯类添加天数 | 0～4天/周=0分 | 0～4天/周=0分 | 0～5天/周=0分 |
| | ≥5天/周=1分 | ≥5天/周=1分 | ≥6天/周=1分 |
| 辅食添加时间 | 早于4月龄=0分；4～5月龄=1分；6～8月龄=2分；≥9月龄=0分 | | |
| 配方奶时间 | 早于4月龄=0分；4～6月龄=1分；6～8月龄=2分；≥9月龄=0分 | | |
| 24h辅食添加次数 | 0餐/天=0分 | 0～1餐/天=0分 | 0～2餐/天=0分 |
| | 1餐/天=1分 | 2餐/天=1分 | 3餐/天=1分 |
| | ≥2餐/天=2分 | ≥3餐/天=2分 | ≥4餐/天=2分 |
| 合　计 | 23分 | 23分 | 23分 |

### 2.6.3 应用建议

1. 评分原则如存在潜在危害0分，积极喂养方式给1分，在特定年龄非常重要的喂养行为给2分。

2. 辅食添加时间为除配方奶外其他辅食添加最早时间。

3. 6～8月龄组包括满6月龄到8月龄婴幼儿，9～11月龄组包括满9月龄到11月龄婴幼儿，12～24月龄包括满12月龄到24月龄婴幼儿。

# 2.7 婴幼儿喂养困难评分量表（the Montreal children hospital feeding scale,MCH-FS）

## 2.7.1 量表概况

MCH-FS由加拿大蒙特利尔儿童医院心理学家Maria Ramaay等在2010年制定提出，由14个条目构成，采用1～7级记分法。标化分≤50为无喂养困难，标化分51～60为喂养困难轻度障碍，标化分61～70为喂养困难中度障碍，标化分>70为喂养困难重度障碍。2011年戴琼等对该工具进行全国标准化和应用研究，研究结果表明中文版婴幼儿喂养困难评分量表具有较好的信度、效度、反应度及可行性，量表指标量化简单、易行，适合广大基层推广应用。

## 2.7.2 工具描述

表2-7 婴幼儿喂养困难评分量表(MCH-FS)

| 条目 | 内容 | 得分 |
|---|---|---|
| 1 | 你觉得你在喂养孩子过程中有困难吗？<br>1 2 3 4 5 6 7<br>非常困难 容易 | |
| 2 | 你对孩子的喂养及进食感到担心吗？<br>1 2 3 4 5 6 7<br>不担心 非常担心 | |
| 3 | 你孩子的食欲如何？<br>1 2 3 4 5 6 7<br>非常差 好 | |
| 4 | 你孩子每餐从什么时候开始拒绝进食？<br>1 2 3 4 5 6 7<br>进餐一开始 进餐结束 | |

（续表）

| 条目 | 内容 | 得分 |
| --- | --- | --- |
| 5 | 你孩子每餐进食需要多少分钟？<br>1 2 3 4 5 6 7<br>1～10 11～20 21～30 31～40 41～50 51～60 >60 | |
| 6 | 你孩子进餐时表现如何（哭闹、玩玩具、看电视、乱跑等）？<br>1 2 3 4 5 6 7<br>无上述表现 非常明显 | |
| 7 | 你孩子是否对进食某类食物有恶心、呕吐的现象？<br>1 2 3 4 5 6 7<br>从来没有 大多数时候 | |
| 8 | 你孩子是否有嘴中含着食物但不吞咽的现象？<br>1 2 3 4 5 6 7<br>大多数时候 从来没有 | |
| 9 | 你孩子在进食时是否需要逗引或追着喂？<br>1 2 3 4 5 6 7<br>从来没有 大多数时候 | |
| 10 | 你强迫孩子进食吗？<br>1 2 3 4 5 6 7<br>大多数时候 从来没有 | |
| 11 | 你孩子的咀嚼（或吮吸）能力如何？<br>1 2 3 4 5 6 7<br>良好 非常差 | |
| 12 | 你孩子的生长状况如何？<br>1 2 3 4 5 6 7<br>非常差 良好 | |
| 13 | 孩子的进食情况对你和孩子之间关系的影响如何？<br>1 2 3 4 5 6 7<br>非常消极 无影响 | |
| 14 | 孩子的进食情况对家庭成员之间关系的影响如何？<br>1 2 3 4 5 6 7<br>无影响 非常消极 | |
| 总分 | 其他情况 | |

### 2.7.3 应用建议

1. 该工具总共分为14个条目，分别计算各条目以及总量表得分。从理论上讲可分别对条目得分、总量表得分进行统计分析，但通常只对后者进行分析。

2. 量表得分是未经标化的原始分数（粗分），量表总得分为14～98分。随后按logit变换法将原始分数转化为标化分，已有表格数据可查阅粗分相对应的标准分值。

3. 若条目的回答有缺失值（未回答），则该人该条目得分也为缺失值（未计算得分），相应总得分计分方法为：[条目得分之和×14（总条目数）]/实际回答的条目数。

## 2.8 儿童饮食行为干预工具 (identification and management of feeding difficulties, IMFeD)

### 2.8.1 量表概况

IMFeD是在美国儿科学会2007年发布的婴幼儿喂养障碍分类的基础上，Kerzer等人提出一套管理婴儿喂养困难的策略，是对饮食行为问题进行分类诊断及干预指导的临床工具。该工具由基于六种儿童行为问题的诊断框架、父母问卷、医务人员问卷组成。儿童饮食行为问题调查包括胃口差、对某种食物特别偏好、不良进食习惯、父母过度关心、害怕进食、潜在疾病状态六个部分，各部分都有具体多项评分内容。每个项目分为4个级别：没有(1分)、1~2次/周(2分)、3~4次/周(3分)和5次以上/周(4分)。每次随访时将各项目得分相加，获得饮食行为总评分，评分越高，说明饮食行为问题越严重。社区儿保科医生或托幼机构保健老师可以使用该工具对饮食行为问题进行评估和分类，向家长提供行为和营养指导。

### 2.8.2 工具描述

表2-8 儿童饮食行为干预工具(IMFeD)

| 父母问卷 |
| --- |
| 1. 请问您的孩子是否有以下症状？（可多选）<br>☐ 吞咽时会呛到或有疼痛感<br>☐ 体重减轻<br>☐ 呕吐<br>☐ 腹泻<br>☐ 血便<br>☐ 有食物过敏问题<br>☐ 湿疹或荨麻疹<br>☐ 常因感染而生病 |

（续表）

**父母问卷**

☐ 生长缓慢

2. 针对以下不同类型的描述，请勾选出最符合您的孩子的类型。

我的孩子

☐ 开始时表现出肚子饿，很想吃东西的样子，但接着就越吃越痛苦，不愿继续吃下去

我的孩子

☐ 只吃少数几种食物

☐ 会因为食物的气味、口味、外观或口感，而拒吃很多食物

☐ 只接受经特定方式烹煮的食物

☐ 很不愿意尝试新的食物

我的孩子

☐ 出生时很瘦小或是早产儿

☐ 父母亲一方或双方体型娇小

☐ 看起来健康好动

我的孩子

☐ 似乎对食物缺乏兴趣

☐ 通常食物只吃几口就拒绝再吃

☐ 在吃饭时间，总试图趴下餐椅或离开餐桌

☐ 喜欢玩和与家人互动

我的孩子

☐ 容易发脾气，对任何事不感兴趣

☐ 不笑也不太牙牙学语或不太说话

☐ 对玩没有兴趣

我的孩子

☐ 看到食物或餐具（如：奶瓶、汤匙、餐椅）就哭泣强烈的抗拒进食

☐ 曾经因不良的进食经验（如：噎到、呕吐等），之后就出现抗拒进食的情形

☐ 曾经或现在仍是管饲进食且害怕进食

3. 填写以下信息

小孩母亲身高：________

小孩父亲身高：________

孩子是否为早产儿：☐是　☐否　周数：__周

父母亲任一方是否有孩童期或青春期成长较缓慢的状况：☐是　☐否

（续表）

| 父母问卷 |
|---|
| 如果是，请问是父亲还是母亲：□父亲　□母亲<br>4. 请问您的孩子是否有食用以下种类食物？<br>水果：□是　□否　种类：_____<br>蔬菜：□是　□否　种类：_____<br>肉类或其他高蛋白质食物（如：豆类或核果类）□是　□否<br>种类：_____<br>乳制品（如牛奶、芝士、酸奶）□是　□否　种类：_____<br>谷类或其他淀粉类食物：□是　□否　种类：_____ |
| 医务人员填写部分 |
| 今天日期_____<br>小孩体重_______　体重年龄百分比_______<br>小孩身高_______　身高年龄百分比_______<br>根据目前的体重年龄百分比计算20岁时的身高_______<br>根据父母身高估算<br>男孩：（父亲身高+母亲身高+13）/2=_______<br>女孩：（父亲身高+母亲身高-13）/2=_______<br>两种方法估算出的身高差值大于5cm：□是　□否 |

## 2.8.3　应用建议

儿童饮食行为问题诊断干预流程是根据儿童的饮食行为症状进行分类诊断，再由医生根据诊断结果给予抚养人阶段性的处方指导，以达到逐步纠正儿童不良饮食行为的目的，因此问卷的使用需要有医生的参与。

# 2.9 学龄前儿童的饮食行为量表 (children’s eating behaviour questionnaire, CEBQ)

## 2.9.1 量表概况

学龄前儿童的饮食行为量表由第四军医大学杨显军等在2012年编制，包含挑食、食物响应、不良进食习惯、过饱响应、外因性进食、主动进食7个维度，56个条目。采用“从来没有、极少、有时、多数、总是”5级记分法，调查最近1个月儿童的饮食行为情况。量表采用正向记分和反向计分条目交替排列量表，具有良好信度和效度，7个维度能较为全面地反映学龄前儿童饮食行为特点。

## 2.9.2 工具描述

表2-9 学龄前儿童的饮食行为量表

| 项目 | 从来没有（1分） | 极少（2分） | 有时（3分） | 多数（4分） | 总是（5分） |
|---|---|---|---|---|---|
| （一）挑食 | | | | | |
| 1.我的小孩只吃自己选择的那些食物 | 1 | 2 | 3 | 4 | 5 |
| 2.我的小孩因为气味、口味、外观、质地的原因拒绝很多食物 | 1 | 2 | 3 | 4 | 5 |
| 3.我的孩子不吃以前没有吃过的食物 | 1 | 2 | 3 | 4 | 5 |
| 4.吃饭时，大人给什么我的孩子就吃什么* | 1 | 2 | 3 | 4 | 5 |
| 5.我的小孩会把不想吃的食物扔掉或吐出来 | 1 | 2 | 3 | 4 | 5 |
| 6.我的孩子喜欢多种食物* | 1 | 2 | 3 | 4 | 5 |

（续表）

| 项目 | 从来没有（1分） | 极少（2分） | 有时（3分） | 多数（4分） | 总是（5分） |
|---|---|---|---|---|---|
| 7.我的孩子常常因为饭菜发脾气 | 1 | 2 | 3 | 4 | 5 |
| （二）食物响应 | | | | | |
| 1.不管什么时候给吃的东西，我的小孩都吃 | 1 | 2 | 3 | 4 | 5 |
| 2.我的小孩看见食物或闻到食物香味时就想吃 | 1 | 2 | 3 | 4 | 5 |
| 3.如果允许，我的小孩就会吃个不停 | 1 | 2 | 3 | 4 | 5 |
| 4.我的小孩即使吃饱了，看他/她喜欢的食物仍能吃下不少 | 1 | 2 | 3 | 4 | 5 |
| 5.我的小孩总是要东西吃 | 1 | 2 | 3 | 4 | 5 |
| 6.我每次给的食物好像都不够小孩吃 | 1 | 2 | 3 | 4 | 5 |
| （三）不良进食习惯 | | | | | |
| 1.我的小孩能乖乖地坐下吃完一顿饭* | 1 | 2 | 3 | 4 | 5 |
| 2.我的小孩在吃饭时把饭菜含在嘴里很长时间不咽 | 1 | 2 | 3 | 4 | 5 |
| 3.我的小孩吃饭时间长，超过半小时 | 1 | 2 | 3 | 4 | 5 |
| 4.我的小孩吃饭时要看电视、玩玩具或讲故事 | 1 | 2 | 3 | 4 | 5 |
| 5.我的小孩在正餐前吃零食或点心，而在正餐时不好好吃东西 | 1 | 2 | 3 | 4 | 5 |

（续表）

| 项目 | 从来没有（1分） | 极少（2分） | 有时（3分） | 多数（4分） | 总是（5分） |
|---|---|---|---|---|---|
| （四）过饱响应 | | | | | |
| 1.我的小孩胃口很好* | 1 | 2 | 3 | 4 | 5 |
| 2.我的小孩吃几口就饱了 | 1 | 2 | 3 | 4 | 5 |
| 3.我的小孩吃饭时会剩饭 | 1 | 2 | 3 | 4 | 5 |
| 4.我的小孩比同龄小朋友吃得少 | 1 | 2 | 3 | 4 | 5 |
| 5.吃饭时，大人盛多少，孩子就吃多少 | 1 | 2 | 3 | 4 | 5 |
| （五）外因性进食 | | | | | |
| 1.我的小孩到餐馆或到别人家吃饭比在自家吃饭吃得多 | 1 | 2 | 3 | 4 | 5 |
| 2.我的小孩喜欢和别人抢着吃东西 | 1 | 2 | 3 | 4 | 5 |
| 3.饭菜变了花样，我的小孩吃得多 | 1 | 2 | 3 | 4 | 5 |
| 4.用孩子喜欢的餐具盛饭，他/她就吃得多些 | 1 | 2 | 3 | 4 | 5 |
| 5.和别的小朋友在一起吃饭时，我的孩子会受他/她影响 | 1 | 2 | 3 | 4 | 5 |
| （六）情绪性进食 | | | | | |
| 1.我的小孩生气时吃得多一些 | 1 | 2 | 3 | 4 | 5 |
| 2.我的小孩担心害怕时吃得多一些 | 1 | 2 | 3 | 4 | 5 |

（续表）

| 项目 | 从来没有（1分） | 极少（2分） | 有时（3分） | 多数（4分） | 总是（5分） |
| --- | --- | --- | --- | --- | --- |
| 3.我的小孩没事可做时吃得多一些 | 1 | 2 | 3 | 4 | 5 |
| 4.我的小孩犯错误后吃得多一些 | 1 | 2 | 3 | 4 | 5 |
| 5.我的小孩没人陪他/她玩时吃得多一些 | 1 | 2 | 3 | 4 | 5 |
| （七）主动进食能力 | | | | | |
| 1.我的小孩能独立进食 | 1 | 2 | 3 | 4 | 5 |
| 2.我的小孩吃饭要大人喂* | 1 | 2 | 3 | 4 | 5 |
| 3.吃饭时，我的孩子会给自己夹菜 | 1 | 2 | 3 | 4 | 5 |
| 4.我的孩子会主动要东西吃 | 1 | 2 | 3 | 4 | 5 |
| 5.我的孩子会自己找东西吃 | 1 | 2 | 3 | 4 | 5 |

*为反向计分条目。

## 2.9.3 应用建议

1. 统计分析时反向问题需作反向计分处理。

2. 各因子或维度得分等于所包含条目得分之和除以条目数。

# 2.10 儿童喂养问卷（child feeding questionnaire, CFQ）

## 2.10.1 量表概况

CFQ由Birch于1994年开始编制，历经三个阶段，最终形成7个维度31个条目的问卷，目前应用最为广泛的是父母喂养行为的自评工具。7个维度分别为：与喂养有关的父母责任、父母对自身体重的感知、父母对子女体重的感知、父母对子女体重的担心、限制饮食、逼迫进食和监督饮食。各条目采用 Likert5级评分（1～5），每个维度的得分为所属条目的平均分。各维度的得分越高，说明父母在该维度的控制欲越强。

## 2.10.2 工具描述

表2-10 儿童喂养问卷（CFQ）

| 维度 | 条目内容 | 评分 |
|---|---|---|
| 饮食监督 | 您会监督小孩喝饮料吗？（如：可乐、果粒橙等） | 1分 2分 3分 4分 5分 |
| | 您会监督小孩吃零食吗？（如：薯片、饼干等膨化食品） | 1分 2分 3分 4分 5分 |
| | 您会监督小孩吃高脂食品吗？（如：肥肉、油炸食物等） | 1分 2分 3分 4分 5分 |
| | 您会监督小孩吃甜食吗？（如：糖果、巧克力、冰淇淋等） | 1分 2分 3分 4分 5分 |
| 逼迫进食 | 我必须特别小心，以确保我的小孩吃饱 | 1分 2分 3分 4分 5分 |
| | 即使孩子说不饿，我也会强迫他/她吃 | 1分 2分 3分 4分 5分 |

（续表）

| 维度 | 条目内容 | 评分 |
| --- | --- | --- |
| | 如果我不管着小孩的饮食，他/她会吃很少 | 1分 2分 3分 4分 5分 |
| | 我的孩子应该每次都要吃光他/她碗里（所有）的饭菜 | 1分 2分 3分 4分 5分 |
| 限制饮食 | 我必须保证我的小孩不会吃太多的高脂肪食物 | 1分 2分 3分 4分 5分 |
| | 我必须保证我的小孩不会吃太多的甜食 | 1分 2分 3分 4分 5分 |
| | 我必须保证我的小孩不会吃太多他/她特别喜欢吃的食物 | 1分 2分 3分 4分 5分 |
| | 我有意识地不让我的小孩接触某些事物 | 1分 2分 3分 4分 5分 |
| | 如果我不管着小孩的饮食，他/她会吃很多垃圾食品 | 1分 2分 3分 4分 5分 |
| 父母对子女体重的感知 | 您的小孩在1岁的时候体重情况是 | 1分 2分 3分 4分 5分 |
| | 您的小孩在学步的时候的体重情况是 | 1分 2分 3分 4分 5分 |
| | 您的小孩现在的体重情况是 | 1分 2分 3分 4分 5分 |
| 父母对子女体重的担心 | 您是否担心孩子为了保持理想体重而节制饮食？ | 1分 2分 3分 4分 5分 |
| | 当您不在身边时，您是否担心孩子吃太多？ | 1分 2分 3分 4分 5分 |
| | 您是否担心您的孩子超重？ | 1分 2分 3分 4分 5分 |
| 父母对自身体重的感知 | 在您少年时期（13～18岁），您的体重情况是 | 1分 2分 3分 4分 5分 |

（续表）

| 维度 | 条目内容 | 评分 |
| --- | --- | --- |
| | 在您20岁的时候，您的体重情况是 | 1分　2分　3分　4分　5分 |
| | 在您儿童时期（6～12岁），您的体重情况是 | 1分　2分　3分　4分　5分 |
| 与喂养有关的父母责任 | 有多少时候是由您负责决定小孩吃多少（分量）? | 1分　2分　3分　4分　5分 |
| | 有多少时候是由您负责决定小孩吃什么（食物种类）? | 1分　2分　3分　4分　5分 |
| | 当您的小孩在家吃饭时，多少时候是由您负责喂他（她）（吃饭）? | 1分　2分　3分　4分　5分 |
| 把食物作为奖励 | 我会给我的小孩他/她喜欢吃的食品，来鼓励他/她好好表现 | 1分　2分　3分　4分　5分 |
| | 如果孩子表现好，我会奖励给他/她甜食（如：糖果、冰淇淋、蛋糕、甜点等） | 1分　2分　3分　4分　5分 |

## 2.10.3　应用建议

1. 该工具采用Likert5级评分法，1分表示不会，2分表示很少会，3分表示有时会，4分表示经常会，5分表示都会。

2. 适用于2～11岁儿童的家长，主要用于评估父母在儿童喂养方面的行为和信念。

## 2.11 婴幼儿喂养量表（young child feeding questionnaire, YCFQ）

### 2.11.1 量表概况

YCFQ量表是2015年由上海交通大学附属新华医院马静秋等建立的，用于测量养育人的态度和行为与婴幼儿的体重状态之间的关系。该工具包含有38个条目，10个维度，分别是：担心孩子吃得太少、担心孩子吃得太多、在喂养的时候与孩子交流、过度喂养、食物偏好、喂养时与孩子语言交流、饥饱信号识别、鼓励孩子多吃、用食物去安慰孩子、关心孩子的食物摄入。各条目采用 Linkert5级评分（1～5），每个维度的得分为所属条目的平均分。

### 2.11.2 工具描述

表2–11 婴幼儿喂养量表（YCFQ）

| 序号 | 条目内容 | 评分 |
|---|---|---|
| 1 | 我总是担心孩子体重会不达标 | 1分 2分 3分 4分 5分 |
| 2 | 当我看到和我的孩子同龄的孩子体重比较重时，会觉得做得不够好 | 1分 2分 3分 4分 5分 |
| 3 | 我的孩子吃得很少我会很沮丧 | 1分 2分 3分 4分 5分 |
| 4 | 担心我的孩子没吃够 | 1分 2分 3分 4分 5分 |
| 5 | 我的孩子吃得太多我会很沮丧 | 1分 2分 3分 4分 5分 |
| 6 | 担心我的孩子吃太多 | 1分 2分 3分 4分 5分 |
| 7 | 我会限制孩子的饭量，防止他（她）超重 | 1分 2分 3分 4分 5分 |
| 8 | 担心我的孩子体重会超标 | 1分 2分 3分 4分 5分 |
| 9 | 在喂孩子吃东西的时候我会对他（她）笑 | 1分 2分 3分 4分 5分 |

（续表）

| 序号 | 条目内容 | 评分 |
|---|---|---|
| 10 | 在喂孩子吃东西的时候我们会有眼神交流 | 1分 2分 3分 4分 5分 |
| 11 | 喂孩子吃东西的时候我们总是面对面 | 1分 2分 3分 4分 5分 |
| 12 | 如果孩子没吃够，我会换种喂养方式再喂一些 | 1分 2分 3分 4分 5分 |
| 13 | 为了喂得多一些，我会转移孩子的注意力 | 1分 2分 3分 4分 5分 |
| 14 | 为了让孩子睡久一点，在睡前我会把孩子喂饱一些 | 1分 2分 3分 4分 5分 |
| 15 | 如果这一顿孩子吃得少，我会在30分钟内为他（她）准备其他食物 | 1分 2分 3分 4分 5分 |
| 16 | 你的孩子喜欢高卡路里的食物吗（如：甜食、巧克力等） | 1分 2分 3分 4分 5分 |
| 17 | 你的孩子喜欢膨化食品、糖果、碳酸饮料、油炸食品吗？ | 1分 2分 3分 4分 5分 |
| 18 | 你的孩子喜欢含淀粉类的食物吗（如：小点心、面包、马铃薯） | 1分 2分 3分 4分 5分 |
| 19 | 在喂孩子吃饭的时候我会跟他（她）说话或唱歌 | 1分 2分 3分 4分 5分 |
| 20 | 对孩子好的吃饭行为我会给予表扬 | 1分 2分 3分 4分 5分 |
| 21 | 我知道孩子什么时候饱 | 1分 2分 3分 4分 5分 |
| 22 | 我知道孩子什么时候饿 | 1分 2分 3分 4分 5分 |
| 23 | 不管孩子想不想吃，我总是希望多喂一些 | 1分 2分 3分 4分 5分 |
| 24 | 我会鼓励孩子多吃一些 | 1分 2分 3分 4分 5分 |

（续表）

| 序号 | 条目内容 | 评分 |
| --- | --- | --- |
| 25 | 当孩子哭闹时，喂他（她）吃东西是最好的安慰方式 | 1分 2分 3分 4分 5分 |
| 26 | 当孩子吵闹时，我会选择用喂他（她）吃东西的方式来安慰 | 1分 2分 3分 4分 5分 |
| 27 | 每次我的孩子会吃完我给他（她）准备的食物 | 1分 2分 3分 4分 5分 |
| 28 | 每次你会要求你的孩子吃完你给他（她）准备的食物吗 | 1分 2分 3分 4分 5分 |

## 2.11.3 应用建议

1. 该工具采用Likert 5级评分法，1分表示从未，2分表示很少，3分表示有时，4分表示经常，5分表示总是。

2. 工具使用者需经过专业临床研究培训，采用面对面访问的方式进行。

3. 条目“1～4”为担心孩子吃得太少，“5～8”为担心孩子吃得太多，“9～11”喂养时与孩子交流，“12～15”为过度喂养，“16～18”为食物偏好，“19～20”为喂养时与孩子语言交流，“21～22”为饥饱信号识别，“23～24”为鼓励孩子多吃，“25～26”为用食物安慰孩子，“27～28”为关心孩子的食物摄入。

# 2.12 新生儿口腔运动评定量表（neonatal oral motor assessment scale，NOMAS）

## 2.12.1 量表概况

由Braun等1986年研制，后经Palmer等予以修订。该工具通过直接或间接（录像）方法观察新生儿的进食行为，从而评估新生儿口腔运动功能。量表共28个条目，分别对下颌开闭速率、节律、一致性（14个条目）以及舌运动方向、范围和速率（14个条目）6个方面进行评估，并将吸吮形态划分为正常（10个条目）、失调（8个条目）和障碍（10个条目）3种形态。正常吸吮模式采用3级评分法，针对每个条目，无正常吸吮脉冲出现为0分，正常吸吮脉冲数＜总吸吮脉冲数50%为1分，正常吸吮脉冲数≥总吸吮脉冲数50%为2分；正常吸吮评分介于1～20分，分数越高表明吸吮功能越好。吸吮紊乱和障碍模式采用2级评分法，针对每个条目，不出现此异常吸吮特征为0分，出现此异常吸吮特征为1分；吸吮紊乱评分介于1～8分，吸吮障碍评分介于1～10，分数越低说明吸吮功能越好。

## 2.12.2 工具描述

表2-12　新生儿口腔运动评定量表（NOMAS）

| 下颌 | | |
|---|---|---|
| 正常 | 失调 | 障碍 |
| 1. 吸吮时下颌上下运动的幅度一致<br>2. 每个吸吮脉冲有相同的吸吮次数，3～5次/脉冲，停顿时间和脉冲时间相等，停顿期间进行呼吸和（或）吞咽 | 1. 吸吮时下颌上下运动的幅度不一致<br>2. 每个吸吮脉冲的吸吮次数不同<br>3. 开始喂养困难，有以下三种情况<br>① 不能含住奶嘴 | 1. 下颌运动范围过大不能含住奶嘴，能看见舌头与奶嘴之间的空隙；下颌运动过小；下颌运动受限<br>2. 下颌运动不对称<br>3. 没有吸吮 |

（续表）

| 下颌 | | |
|---|---|---|
| 3. 当奶嘴合适的放进去的时候，婴儿有吸吮动作产生<br>4. 下巴运动节律为非营养型吸吮为2次/s，营养型吸吮为1次/s<br>5. 舌头和下巴能恰当地含住奶嘴进行吸吮<br>正常形态得分______ | ② 开始时观察到微小的震动<br>③ 较大刺激才能使其对奶嘴有反应<br>4. 和胎龄不合适的吸吮模式<br>失调形态得分______ | 4. NNS和NS节律无变化<br>障碍形态得分______ |
| 舌头 | | |
| 正常 | 失调 | 障碍 |
| 1. 吸吮时舌头保持卷曲状<br>2. 舌头运动为前后方向，顺序为向前—上抬—回缩<br>3. 舌头运动有节律<br>4. 舌头运动节律为非营养型吸吮为2/秒，营养型吸吮为1/秒<br>5. 能将奶吸入到咽部进行吞咽<br>正常形态得分______ | 1. 舌头伸出嘴唇外，但是不影响吸吮的节律<br>2. 每个吸吮脉冲的吸吮次数不同<br>3. 由于以下原因不能保持同样的吸吮模式2min<br>① 对刺激习惯以至于没有反应<br>② 不能协调呼吸<br>③ 疲劳<br>4. 鼻翼扇动、头部扭转或者与喂养不相关的运动，提示吸吮吞咽呼吸不协调<br>失调形态得分______ | 1. 舌头是平的，不会形成凹槽<br>2. 舌头回缩，抵住上颚<br>3. 舌头运动不对称<br>4. 奶嘴放进之前或之后舌头伸出嘴唇外<br>5. 舌头没有运动<br>障碍形态得分______ |

备注：NNS( non-nutritive sucking )非营养性吸吮

NS( nutritive sucking )营养性吸吮

### 2.12.3 应用建议

1. 观察喂养初 2min 的喂养行为。
2. 由通过 NOMAS 网上培训的专门人员进行评估。

## 2.13 早产儿准备经口喂养评估量表(preterm infant oral feeding readiness assessment scale, PIOFRA scale)

### 2.13.1 量表概况

PIOFRA scale由Cristina等于2007年研制，是判断早产儿是否可以进行经口喂养的良好工具。由纠正胎龄、行为状态、口型、口腔反射、非营养吸吮1min共5个维度18个条目构成，每个条目计分范围为0～2分，各条目相加为总分，最高分为36分，评估结果为可以经口奶瓶喂养或不能经口奶瓶喂养两种。

### 2.13.2 工具描述

表2-13 早产儿准备经口喂养评估量表(PIOFRA scale)

| 项目(分值) | | 2分 | 1分 | 0分 |
|---|---|---|---|---|
| 纠正胎龄 | | 34周 | 32～34周 | ≤32周 |
| 行为 | 行为状态 | 清醒 | 半清醒 | 睡眠 |
| | 全身姿势 | 屈曲 | 部分屈曲 | 伸展 |
| | 肌张力 | 正常 | 部分正常 | 亢进 |
| | | | | 减弱 |
| 口型 | 唇型 | 紧闭 | 半张 | 全张 |
| | 舌型 | 平 | – | 舌尖抬高 |
| | | | | 凸起 |
| | | | | 缩回 |
| 口腔反射 | 觅食反射 | 正常 | 较弱 | 无反应 |
| | 吸吮反射 | 正常 | 较弱 | 无反应 |
| | 咬合反射 | 存在 | 强化 | 无咬合 |

（续表）

| 项目（分值） | | 2分 | 1分 | 0分 |
|---|---|---|---|---|
| | 咽反射 | 存在 | 前区存在或敏感 | 无反应 |
| 非营养性吸吮1min | 舌运动 | 正常 | 异常 | 无运动 |
| | 舌包裹 | 正常 | 异常 | 无运动 |
| | 下颌运动 | 正常 | 异常 | 无运动 |
| | 吸吮力 | 强 | 弱 | 无反应 |
| | 吸吮暂停 | 5～8次 | >8次 | <5次 |
| | 吸吮节律性 | 有节律 | 无节律 | 无吸吮 |
| | 吸吮过程中清醒状态的维持 | 一直清醒 | 部分时间清醒 | 不清醒 |
| | 评估过程中的压力体征 | 唾液积聚（ ）姿势改变（ ）屏气（ ）鼻翼扇动（ ）舌头或下颌颤动（ ）肌张力变化（ ）肤色改变（ ）打嗝（ ）哭闹（ ） | | |

## 2.13.3 应用建议

1. 在喂奶前15min，患儿安静状态下，测评者通过视觉、听觉和触觉刺激促进患儿觉醒。

2. 其中吸吮和咬合反射、非营养性吸吮等条目由测评者用戴一次性无菌橡胶手套的小指进行测评。

3. 非营养性吸吮时间控制在1min内。

## 2.14 世界卫生组织儿童生长发育曲线图（World Health Organization child growth and development curve）

### 2.14.1 工具概况

儿童生长发育曲线根据世界卫生组织（WHO）多中心生长参照研究收集的数据制定。世界卫生组织多中心生长参照研究于1997年至2003年期间进行，目的是产生新的生长曲线，用于评估世界各地婴幼儿的生长和发育情况。多中心生长参照研究收集了巴西、加纳、印度、挪威、阿曼和美国等各种不同族裔和文化背景中近8500名儿童的初级生长数据和相关信息。新的生长曲线将提供单一的国际标准，代表对所有从出生到5岁儿童的生理生长状况的最佳描述。

### 2.14.2 工具描述

1. 女孩0～5岁年龄别身高（Z值曲线）

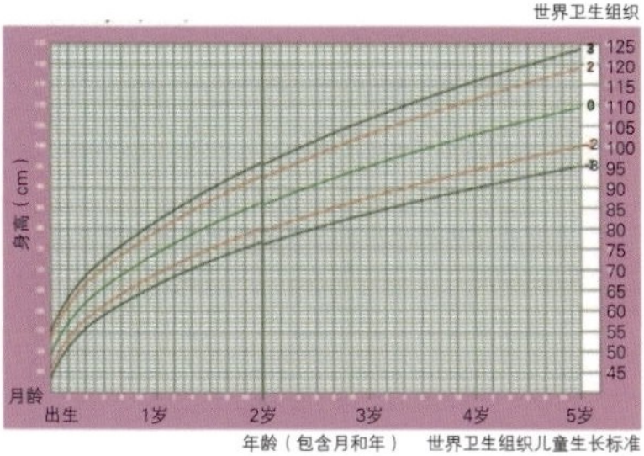


图 2-1 女孩0～5岁年龄别身高（Z值曲线）

图片来源：World Health Organization. The WHO Child Growth Standards [EB / OL]. http://https://www. who int / Childgrowth / standards / en /

2. 男孩0～5岁年龄别身高(Z值曲线)

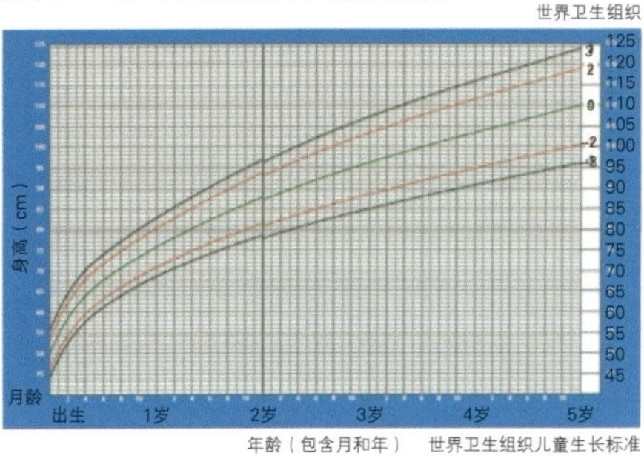


**图2-2 男孩0～5岁年龄别身高(Z值曲线)**

图片来源：World Health Organization. The WHO Child Growth Standards [EB / OL]. http://https://www. who int / Childgrowth / standards / en /

3. 女孩0～5岁年龄别身高(百分位曲线)

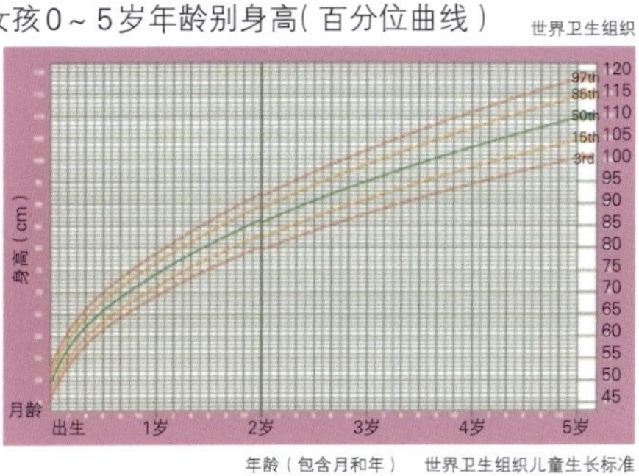


**图2-3 女孩0～5岁年龄别身高(百分位曲线)**

图片来源：World Health Organization. The WHO Child Growth Standards [EB / OL]. http://https://www. who int / Childgrowth / standards / en /

4. 男孩0～5岁年龄别身高（百分位曲线）

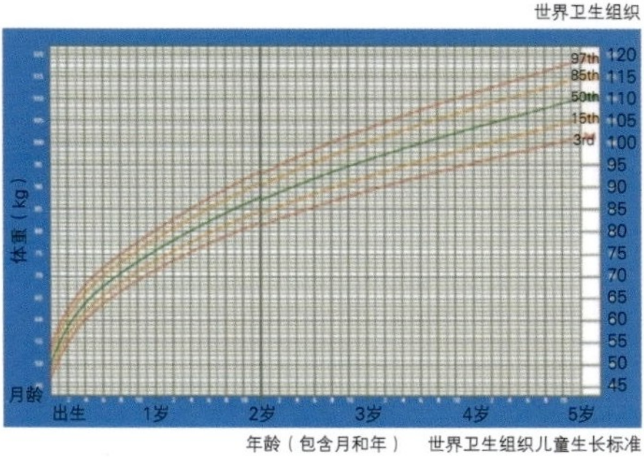


**图 2-4　男孩 0 ～ 5 岁年龄别身高（百分位曲线）**

图片来源：World Health Organization. The WHO Child Growth Standards [EB / OL]. http://https://www. who int / Childgrowth / standards / en /

5. 女孩0～5岁年龄别体重（Z值曲线）

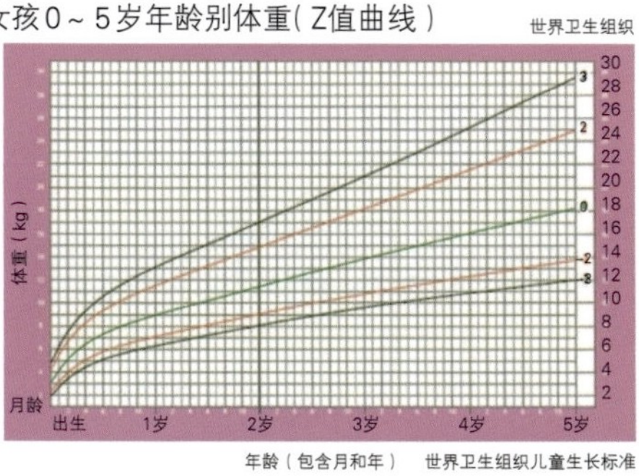


**图 2-5　女孩 0 ～ 5 岁年龄别体重（Z 值曲线）**

图片来源：World Health Organization. The WHO Child Growth Standards [EB / OL]. http://https://www. who int / Childgrowth / standards / en /

6. 女孩0～5岁年龄别体重(Z值曲线)

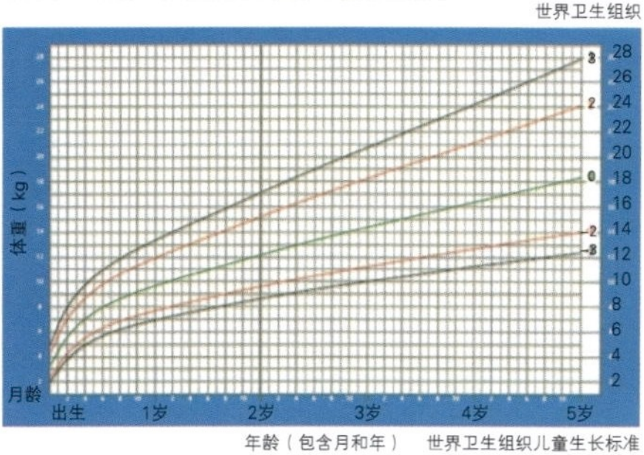


**图 2-6　男孩 0 ～ 5 岁年龄别体重（Z 值曲线）**

图片来源：World Health Organization. The WHO Child Growth Standards [EB / OL]. http://https://www. who int / Childgrowth / standards / en /

7. 女孩0～5岁年龄别体重(百分位曲线)

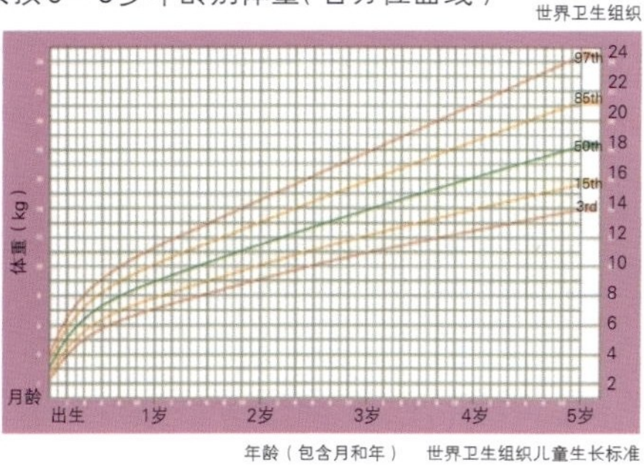


**图 2-7　女孩 0 ～ 5 岁年龄别体重（百分位曲线）**

图片来源：World Health Organization. The WHO Child Growth Standards [EB / OL]. http://https://www. who int / Childgrowth / standards / en /

8. 男孩0 ~ 5岁年龄别体重（百分位曲线）

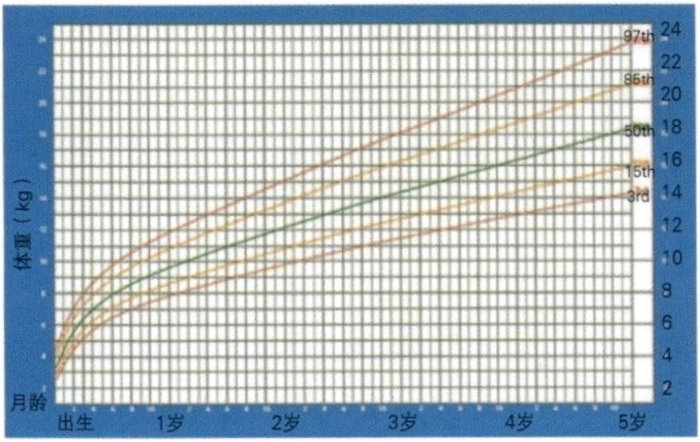


图 2-8　男孩 0 ~ 5 岁年龄别体重（百分位曲线）

图片来源：World Health Organization. The WHO Child Growth Standards [EB / OL]. http://https://www. who int / Childgrowth / standards / en /

9. 女孩0 ~ 5岁身高别体重（Z值曲线）

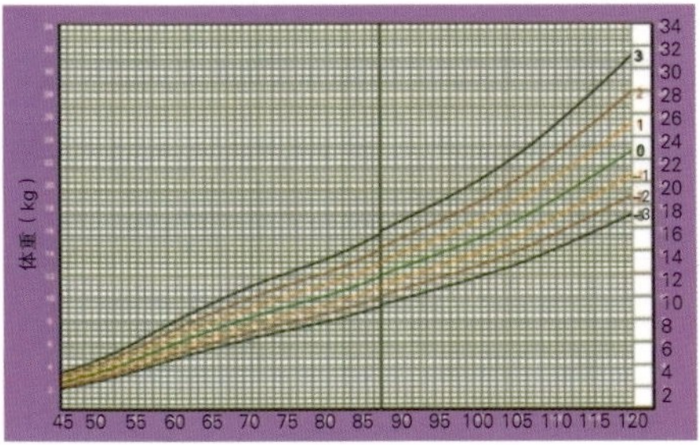


图 2-9　女孩 0 ~ 5 岁身高别体重（Z 值曲线）

图片来源：World Health Organization. The WHO Child Growth Standards [EB / OL]. http://https://www. who int / Childgrowth / standards / en /

10. 男孩0～5岁身高别体重(Z值曲线)

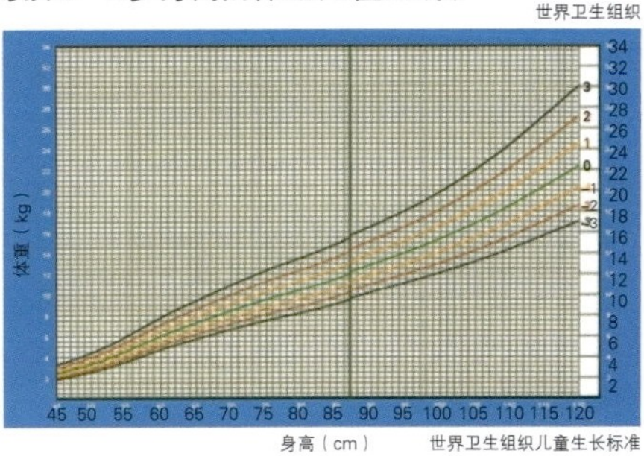


图 2-10　男孩 0 ～ 5 岁身高别体重(Z 值曲线)

图片来源: World Health Organization. The WHO Child Growth Standards [EB / OL]. http://https://www. who int / Childgrowth / standards / en /

11. 女孩0～2岁身高别体重(百分位曲线)

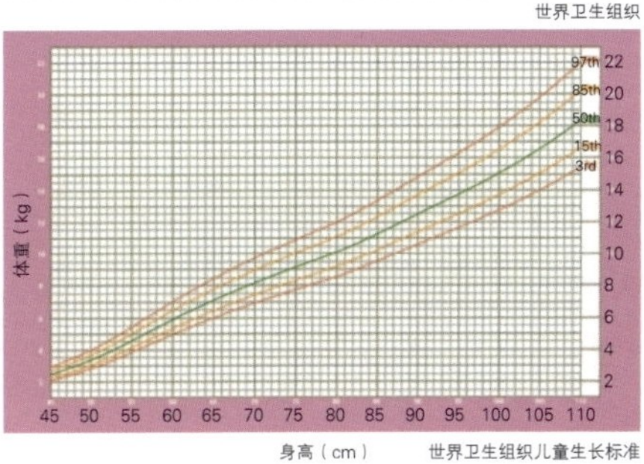


图 2-11　女孩 0 ～ 2 岁身高别体重(百分位曲线)

图片来源: World Health Organization. The WHO Child Growth Standards [EB / OL]. http://https://www. who int / Childgrowth / standards / en /

12. 女孩2～5岁身高别体重(百分位曲线)

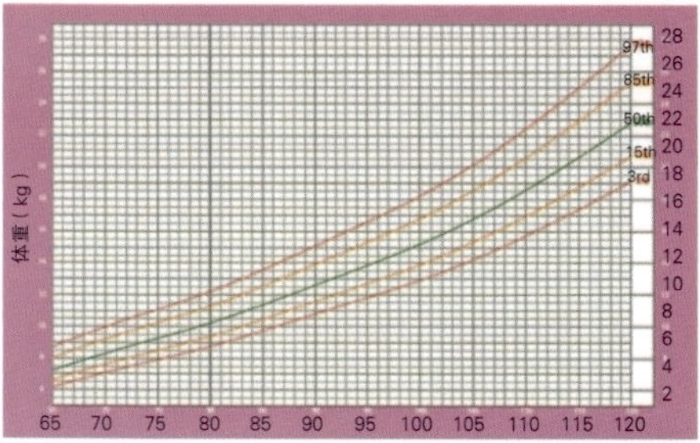


**图 2-12 女孩 2 ～ 5 岁身高别体重(百分位曲线)**

图片来源：World Health Organization. The WHO Child Growth Standards [EB / OL]. http://https://www. who int / Childgrowth / standards / en /

13. 男孩0～2岁身高别体重(百分位曲线)

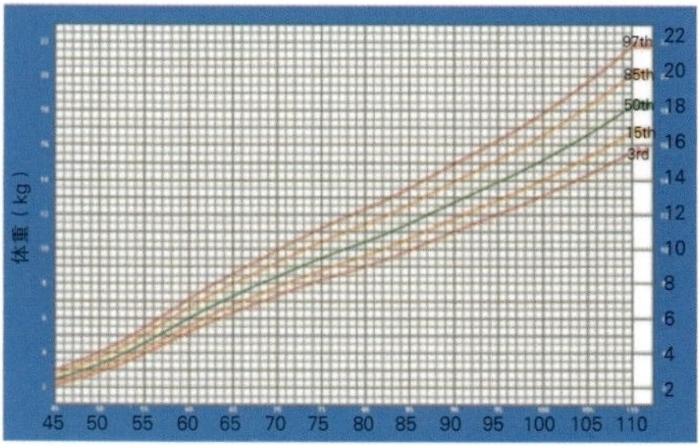


**图 2-13 男孩 0 ～ 2 岁身高别体重(百分位曲线)**

图片来源：World Health Organization. The WHO Child Growth Standards [EB / OL]. http://https://www. who int / Childgrowth / standards / en /

14. 男孩2～5岁身高别体重(百分位曲线)

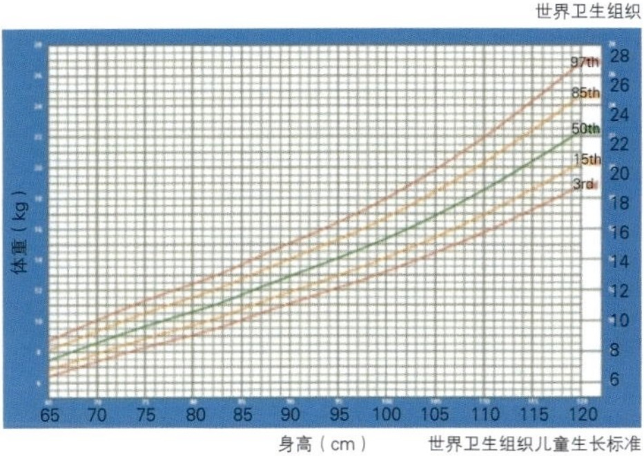


**图 2-14　男孩 2 ～ 5 岁身高别体重(百分位曲线)**

图片来源：World Health Organization. The WHO Child Growth Standards [EB / OL]. http://https://www. who int / Childgrowth / standards / en /

## 2.14.3　应用建议

1. 3岁之前测卧位身长，3岁之后(包含3岁)测立位身高

## 2.15 中国0～18岁儿童、青少年身高、体重的生长参照值及标准化生长曲线

**（children aged 0–18 years in china，growth reference value and standardized growth curve of height and weight of adolescents ）**

### 2.15.1 工具概况

由中国学者李辉、季成叶等根据2005年九市体格发育调查数据在2009年研究制定，包括0～18岁男、女儿童身高、体重百分位数值表及各自的年龄的体重、年龄的身高第3、10、25、50、75、90及97百分位及-3、-2、-1、0、+1、+2、+3倍标准差(SD)单位曲线图。该套身高、体重标准图表具有国家代表性、年龄完整，可作为中国儿童青少年的生长参照标准在儿科临床及公共卫生领域中使用，有利于生长异常的早期识别、疾病的诊断以及治疗效果的评价。

### 2.15.2 工具描述

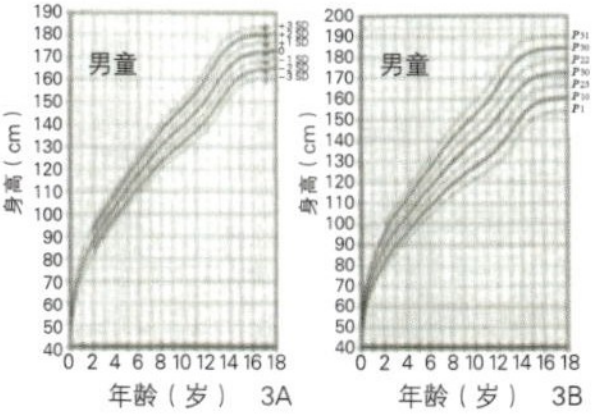


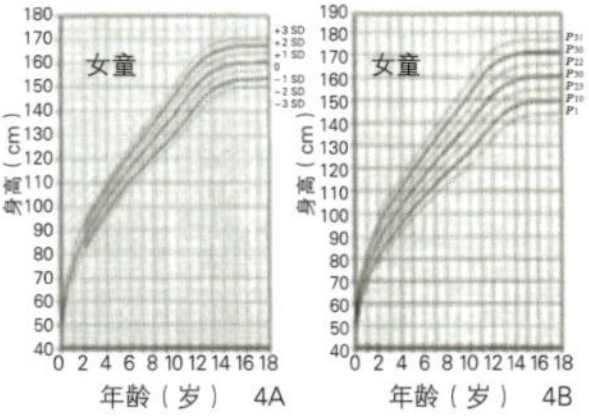


**图 2-15　0～18 岁男童的身高生长曲线　图 2-16　0～18 岁女童的身高生长曲线**

图片来源：李辉等.中国0～18岁儿童.青少年身高、体重的标准化生长曲线[J]中华儿科杂志，2009.

## 表2-14 0～18岁儿童青少年身高、体重百分位数值表（男）

| 年龄 | 3rd | | 10th | | 25th | | 50th | | 75th | | 90th | | 97th | |
|---|---|---|---|---|---|---|---|---|---|---|---|---|---|---|
| | 身高(cm) | 体重(kg) | 身高(cm) | 体重(kg) | 身高(cm) | 体重(kg) | 身高(cm) | 体重(kg) | 身高(cm) | 体重(kg) | 身高(cm) | 体重(kg) | 身高(cm) | 体重(kg) |
| 出生 | 47.1 | 2.62 | 48.1 | 2.83 | 49.2 | 3.06 | 50.4 | 3.32 | 51.6 | 3.59 | 52.7 | 3.85 | 53.8 | 4.12 |
| 2月 | 54.6 | 4.53 | 55.9 | 4.88 | 57.2 | 5.25 | 58.7 | 5.68 | 60.3 | 6.15 | 61.7 | 6.59 | 63.0 | 7.05 |
| 4月 | 60.3 | 5.99 | 61.7 | 6.43 | 63.0 | 6.90 | 64.6 | 7.45 | 66.2 | 8.04 | 67.6 | 8.61 | 69.0 | 9.20 |
| 6月 | 64.0 | 6.80 | 65.4 | 7.28 | 66.8 | 7.80 | 68.4 | 8.41 | 70.0 | 9.07 | 71.5 | 9.70 | 73.0 | 10.37 |
| 9月 | 67.9 | 7.56 | 69.4 | 8.09 | 70.9 | 8.66 | 72.6 | 9.33 | 74.4 | 10.06 | 75.9 | 10.75 | 77.5 | 11.49 |
| 12月 | 71.5 | 8.16 | 73.1 | 8.72 | 74.7 | 9.33 | 76.5 | 10.05 | 78.4 | 10.83 | 80.1 | 11.58 | 81.8 | 12.37 |
| 15月 | 74.4 | 8.68 | 76.1 | 9.27 | 77.8 | 991 | 79.8 | 10.68 | 81.8 | 11.51 | 83.6 | 12.30 | 85.4 | 13.15 |
| 18月 | 76.9 | 9.19 | 78.7 | 9.81 | 80.6 | 10.48 | 82.7 | 11.29 | 84.8 | 12.16 | 86.7 | 13.01 | 88.7 | 13.90 |
| 21月 | 79.5 | 9.71 | 81.4 | 10.37 | 83.4 | 11.08 | 85.6 | 11.93 | 87.9 | 12.86 | 90.0 | 13.75 | 92.0 | 14.70 |
| 2岁 | 82.1 | 10.22 | 84.1 | 10.90 | 86.2 | 11.65 | 88.5 | 12.54 | 90.9 | 13.51 | 93.1 | 14.46 | 95.3 | 15.46 |
| 2.5岁 | 86.4 | 11.11 | 88.6 | 11.85 | 90.8 | 12.66 | 93.3 | 13.64 | 95.9 | 14.70 | 98.2 | 15.73 | 100.5 | 16.83 |
| 3岁 | 89.7 | 11.94 | 91.9 | 12.74 | 94.2 | 13.61 | 96.8 | 14.65 | 99.4 | 15.80 | 101.8 | 16.92 | 104.1 | 18.12 |
| 3.5岁 | 93.4 | 12.73 | 95.7 | 13.58 | 98.0 | 14.51 | 100.6 | 15.63 | 103.2 | 16.86 | 105.7 | 18.08 | 108.1 | 19.38 |
| 4岁 | 96.7 | 13.52 | 99.1 | 14.43 | 101.4 | 15.43 | 104.1 | 16.64 | 106.9 | 17.98 | 109.3 | 19.29 | 111.8 | 20.71 |
| 4.5岁 | 100.0 | 14.37 | 102.4 | 15.35 | 104.9 | 16.43 | 107.7 | 17.75 | 110.5 | 19.22 | 113.1 | 20.67 | 115.7 | 22.24 |
| 5岁 | 103.3 | 15.26 | 105.8 | 16.33 | 108.4 | 17.52 | 111.3 | 18.98 | 114.2 | 20.61 | 116.9 | 22.23 | 119.6 | 24.00 |
| 5.5岁 | 106.4 | 16.09 | 109.0 | 17.26 | 111.7 | 18.56 | 114.7 | 20.18 | 117.7 | 21.98 | 120.5 | 23.81 | 123.3 | 25.81 |
| 6岁 | 109.1 | 16.80 | 111.8 | 18.06 | 114.6 | 19.49 | 117.7 | 21.26 | 120.9 | 23.26 | 123.7 | 25.29 | 126.6 | 27.55 |
| 6.5岁 | 111.7 | 17.53 | 114.5 | 18.92 | 117.4 | 20.49 | 120.7 | 22.45 | 123.9 | 24.70 | 126.9 | 27.00 | 129.9 | 29.57 |
| 7岁 | 114.6 | 18.48 | 117.6 | 20.04 | 120.6 | 21.81 | 124.0 | 24.06 | 127.4 | 26.66 | 130.5 | 29.35 | 133.7 | 32.41 |
| 7.5岁 | 117.4 | 19.43 | 120.5 | 21.17 | 123.6 | 23.16 | 127.1 | 25.72 | 130.7 | 28.70 | 133.9 | 31.84 | 137.2 | 35.45 |
| 8岁 | 119.9 | 20.32 | 123.1 | 22.24 | 126.3 | 24.46 | 130.0 | 27.33 | 133.7 | 30.71 | 137.1 | 34.31 | 140.4 | 38.49 |
| 8.5岁 | 122.3 | 21.18 | 125.6 | 23.28 | 129.0 | 25.73 | 132.7 | 28.91 | 136.6 | 32.69 | 140.1 | 36.74 | 143.6 | 41.49 |
| 9岁 | 124.6 | 22.04 | 128.0 | 24.31 | 131.4 | 26.98 | 135.4 | 30.46 | 139.3 | 34.61 | 142.9 | 39.08 | 146.5 | 44.35 |
| 9.5岁 | 126.7 | 22.95 | 130.3 | 25.42 | 133.9 | 28.31 | 137.9 | 32.09 | 142.0 | 36.61 | 145.7 | 41.49 | 149.4 | 47.24 |
| 10岁 | 128.7 | 23.89 | 132.3 | 26.55 | 136.0 | 29.66 | 140.2 | 33.74 | 144.4 | 38.61 | 148.2 | 43.85 | 152.0 | 50.01 |
| 10.5岁 | 130.7 | 24.96 | 134.5 | 27.83 | 138.3 | 31.20 | 142.6 | 35.58 | 147.0 | 40.81 | 150.9 | 46.40 | 154.9 | 52.93 |
| 11岁 | 132.9 | 26.21 | 136.8 | 29.33 | 140.8 | 32.97 | 145.3 | 37.69 | 149.9 | 43.27 | 154.0 | 49.20 | 158.1 | 56.07 |
| 11.5岁 | 135.3 | 27.59 | 139.5 | 30.97 | 143.7 | 34.91 | 148.4 | 39.98 | 153.1 | 45.94 | 157.4 | 52.21 | 161.7 | 59.40 |
| 12岁 | 138.1 | 29.09 | 142.5 | 32.77 | 147.0 | 37.03 | 151.9 | 42.49 | 157.0 | 48.86 | 161.5 | 55.50 | 166.0 | 63.04 |
| 12.5岁 | 141.1 | 30.74 | 145.7 | 34.71 | 150.4 | 39.29 | 155.6 | 45.13 | 160.8 | 51.89 | 165.5 | 58.90 | 170.2 | 66.81 |

（续表）

| 年龄 | 3rd 身高(cm) / 体重(kg) | 10th 身高(cm) / 体重(kg) | 25th 身高(cm) / 体重(kg) | 50th 身高(cm) / 体重(kg) | 75th 身高(cm) / 体重(kg) | 90th 身高(cm) / 体重(kg) | 97th 身高(cm) / 体重(kg) |
|---|---|---|---|---|---|---|---|
| 13岁 | 145.0 / 32.82 | 149.6 / 37.04 | 154.3 / 41.90 | 159.5 / 48.08 | 164.8 / 55.21 | 169.5 / 62.57 | 174.2 / 70.83 |
| 13.5岁 | 148.8 / 35.03 | 153.3 / 39.42 | 157.9 / 44.45 | 163.0 / 50.85 | 168.1 / 58.21 | 172.7 / 65.80 | 177.2 / 74.33 |
| 14岁 | 152.3 / 37.36 | 156.7 / 41.80 | 161.0 / 46.90 | 165.9 / 53.37 | 170.7 / 60.83 | 175.1 / 68.53 | 179.4 / 77.20 |
| 14.5岁 | 155.3 / 39.53 | 159.4 / 43.94 | 163.6 / 49.00 | 168.2 / 55.43 | 172.8 / 62.86 | 176.9 / 70.55 | 181.0 / 79.24 |
| 15岁 | 157.5 / 41.43 | 161.4 / 45.77 | 165.4 / 50.75 | 169.8 / 57.08 | 174.2 / 64.40 | 178.2 / 72.00 | 182.0 / 80.60 |
| 15.5岁 | 159.1 / 43.05 | 162.9 / 47.31 | 166.7 / 52.19 | 171.0 / 58.39 | 175.2 / 65.57 | 179.1 / 73.03 | 182.8 / 81.49 |
| 16岁 | 159.9 / 44.28 | 163.6 / 48.47 | 167.4 / 53.26 | 171.6 / 59.35 | 175.8 / 66.40 | 179.5 / 73.73 | 183.2 / 82.05 |
| 16.5岁 | 160.5 / 45.30 | 164.2 / 49.42 | 167.9 / 54.13 | 172.1 / 60.12 | 176.2 / 67.05 | 179.9 / 74.25 | 183.5 / 82.44 |
| 17岁 | 160.9 / 46.04 | 164.5 / 50.11 | 168.2 / 54.77 | 172.3 / 60.68 | 176.4 / 67.51 | 180.1 / 74.62 | 183.7 / 82.70 |
| 18岁 | 161.3 / 47.01 | 164.9 / 51.02 | 168.6 / 55.60 | 172.7 / 61.40 | 176.7 / 68.11 | 180.4 / 75.08 | 183.9 / 83.00 |

图片来源：李辉等.中国0~18岁儿童.青少年身高、体重的标准化生长曲线[J]中华儿科杂志，2009.

## 表2-15　0～18岁儿童青少年身高、体重百分位数值表（女）

| 年龄 | 3rd 身高(cm) / 体重(kg) | 10th 身高(cm) / 体重(kg) | 25th 身高(cm) / 体重(kg) | 50th 身高(cm) / 体重(kg) | 75th 身高(cm) / 体重(kg) | 90th 身高(cm) / 体重(kg) | 97th 身高(cm) / 体重(kg) |
|---|---|---|---|---|---|---|---|
| 出生 | 46.6 / 2.57 | 47.5 / 2.76 | 48.6 / 2.96 | 49.7 / 3.21 | 50.9 / 3.49 | 51.9 / 3.75 | 53.0 / 4.04 |
| 2月 | 53.4 / 4.21 | 54.7 / 4.50 | 56.0 / 4.82 | 57.4 / 5.21 | 58.9 / 5.64 | 60.2 / 6.06 | 61.6 / 6.51 |
| 4月 | 59.1 / 5.55 | 60.3 / 5.93 | 61.7 / 6.34 | 63.1 / 6.83 | 64.6 / 7.37 | 66.0 / 7.90 | 67.4 / 8.47 |
| 6月 | 62.5 / 6.34 | 63.9 / 6.76 | 65.2 / 7.21 | 66.8 / 7.77 | 68.4 / 8.37 | 69.8 / 8.96 | 71.2 / 9.59 |
| 9月 | 66.4 / 7.11 | 67.8 / 7.58 | 69.3 / 8.08 | 71.0 / 8.69 | 72.8 / 9.36 | 74.3 / 10.01 | 75.9 / 10.71 |
| 12月 | 70.0 / 7.70 | 71.6 / 8.20 | 73.2 / 8.74 | 75.0 / 9.40 | 76.8 / 10.12 | 78.5 / 10.82 | 80.2 / 11.57 |
| 15月 | 73.2 / 8.22 | 74.9 / 8.75 | 76.6 / 9.33 | 78.5 / 10.02 | 80.4 / 10.79 | 82.2 / 11.53 | 84.0 / 12.33 |
| 18月 | 76.0 / 8.73 | 77.7 / 9.29 | 79.5 / 9.91 | 81.5 / 10.65 | 83.6 / 11.46 | 85.5 / 12.25 | 87.4 / 13.11 |
| 21月 | 78.5 / 9.26 | 80.4 / 9.86 | 82.3 / 10.51 | 84.4 / 11.30 | 86.6 / 12.17 | 88.6 / 13.01 | 90.7 / 13.93 |
| 2岁 | 80.9 / 9.76 | 82.9 / 10.39 | 84.9 / 11.08 | 87.2 / 11.92 | 89.6 / 12.84 | 91.7 / 13.74 | 93.9 / 14.71 |
| 2.5岁 | 85.2 / 10.65 | 87.4 / 11.35 | 89.6 / 12.12 | 92.1 / 13.05 | 94.6 / 14.07 | 97.0 / 15.08 | 99.3 / 16.16 |
| 3岁 | 88.6 / 11.50 | 90.8 / 12.27 | 93.1 / 13.11 | 95.6 / 14.13 | 98.2 / 15.25 | 100.5 / 16.36 | 102.9 / 17.55 |
| 3.5岁 | 92.4 / 12.32 | 94.6 / 13.14 | 96.8 / 14.05 | 99.4 / 15.16 | 102.0 / 16.38 | 104.4 / 17.59 | 106.8 / 18.89 |
| 4岁 | 95.8 / 13.10 | 98.1 / 13.99 | 100.4 / 14.97 | 103.1 / 16.17 | 105.7 / 17.50 | 108.2 / 18.81 | 110.6 / 20.24 |

（续表）

| 年龄 | 3rd 身高(cm) | 3rd 体重(kg) | 10th 身高(cm) | 10th 体重(kg) | 25th 身高(cm) | 25th 体重(kg) | 50th 身高(cm) | 50th 体重(kg) | 75th 身高(cm) | 75th 体重(kg) | 90th 身高(cm) | 90th 体重(kg) | 97th 身高(cm) | 97th 体重(kg) |
|---|---|---|---|---|---|---|---|---|---|---|---|---|---|---|
| 4.5岁 | 99.2 | 13.89 | 101.5 | 14.85 | 104.0 | 15.92 | 106.7 | 17.22 | 109.5 | 18.66 | 112.1 | 20.10 | 114.7 | 21.67 |
| 5岁 | 102.3 | 14.64 | 104.8 | 15.68 | 107.3 | 16.84 | 110.2 | 18.26 | 113.1 | 19.83 | 115.7 | 21.41 | 118.4 | 23.14 |
| 5.5岁 | 105.4 | 15.39 | 108.0 | 16.52 | 110.6 | 17.78 | 113.5 | 19.33 | 116.5 | 21.06 | 119.3 | 22.81 | 122.0 | 24.72 |
| 6岁 | 108.1 | 16.10 | 110.8 | 17.32 | 113.5 | 18.68 | 116.6 | 20.37 | 119.7 | 22.27 | 122.5 | 24.19 | 125.4 | 26.30 |
| 6.5岁 | 110.6 | 16.80 | 113.4 | 18.12 | 116.2 | 19.60 | 119.4 | 21.44 | 122.7 | 23.51 | 125.6 | 25.62 | 128.6 | 27.96 |
| 7岁 | 113.3 | 17.58 | 116.2 | 19.01 | 119.2 | 20.62 | 122.5 | 22.64 | 125.9 | 24.94 | 129.0 | 27.28 | 132.1 | 29.89 |
| 7.5岁 | 116.0 | 18.39 | 119.0 | 19.95 | 122.1 | 21.71 | 125.6 | 23.93 | 129.1 | 26.48 | 132.3 | 29.08 | 135.5 | 32.01 |
| 8岁 | 118.5 | 19.20 | 121.6 | 20.89 | 124.9 | 22.81 | 128.5 | 25.25 | 132.1 | 28.05 | 135.4 | 30.95 | 138.7 | 34.23 |
| 8.5岁 | 121.0 | 20.05 | 124.2 | 21.88 | 127.6 | 23.99 | 131.3 | 26.67 | 135.1 | 29.77 | 138.5 | 33.00 | 141.9 | 36.69 |
| 9岁 | 123.3 | 20.93 | 126.7 | 22.93 | 130.2 | 25.23 | 134.1 | 28.19 | 138.0 | 31.63 | 141.6 | 35.26 | 145.1 | 39.41 |
| 9.5岁 | 125.7 | 21.89 | 129.3 | 24.08 | 132.9 | 26.61 | 137.0 | 29.87 | 141.1 | 33.72 | 144.8 | 37.79 | 148.5 | 42.51 |
| 10岁 | 128.3 | 22.98 | 132.1 | 25.36 | 135.9 | 28.15 | 140.1 | 31.76 | 144.4 | 36.05 | 148.2 | 40.63 | 152.0 | 45.97 |
| 10.5岁 | 131.1 | 24.22 | 135.0 | 26.80 | 138.9 | 29.84 | 143.3 | 33.80 | 147.7 | 38.53 | 151.6 | 43.61 | 155.6 | 49.59 |
| 11岁 | 134.2 | 25.74 | 138.2 | 28.53 | 142.2 | 31.81 | 146.6 | 36.10 | 151.1 | 41.24 | 155.2 | 46.78 | 159.2 | 53.33 |
| 11.5岁 | 137.2 | 27.43 | 141.2 | 30.39 | 145.2 | 33.86 | 149.7 | 38.40 | 154.1 | 43.85 | 158.2 | 49.73 | 162.1 | 56.67 |
| 12岁 | 140.2 | 29.33 | 144.1 | 32.42 | 148.0 | 36.04 | 152.4 | 40.77 | 156.7 | 46.42 | 160.7 | 52.49 | 164.5 | 59.64 |
| 12.5岁 | 142.9 | 31.22 | 146.6 | 34.39 | 150.4 | 38.09 | 154.6 | 42.89 | 158.8 | 48.60 | 162.6 | 54.71 | 166.3 | 61.86 |
| 13岁 | 145.0 | 33.09 | 148.6 | 36.29 | 152.2 | 40.00 | 156.3 | 44.79 | 160.3 | 50.45 | 164.0 | 56.46 | 167.6 | 63.45 |
| 13.5岁 | 146.7 | 34.82 | 150.2 | 38.01 | 153.7 | 41.69 | 157.6 | 46.42 | 161.6 | 51.97 | 165.1 | 57.81 | 168.6 | 64.55 |
| 14岁 | 147.9 | 36.38 | 151.3 | 39.55 | 154.8 | 43.19 | 158.6 | 47.83 | 162.4 | 53.23 | 165.9 | 58.88 | 169.3 | 65.36 |
| 14.5岁 | 148.9 | 37.71 | 152.2 | 40.84 | 155.6 | 44.43 | 159.4 | 48.97 | 163.1 | 54.23 | 66.5 | 59.70 | 169.8 | 65.93 |
| 15岁 | 149.5 | 38.73 | 152.8 | 41.83 | 156.1 | 45.36 | 159.8 | 49.82 | 163.5 | 54.96 | 166.8 | 60.28 | 170.1 | 66.30 |
| 15.5岁 | 149.9 | 39.51 | 153.1 | 42.58 | 156.5 | 46.06 | 160.1 | 50.45 | 163.8 | 55.49 | 167.1 | 60.69 | 170.3 | 66.55 |
| 16岁 | 149.8 | 39.96 | 153.1 | 43.01 | 156.4 | 46.47 | 160.1 | 50.81 | 163.8 | 55.79 | 167.1 | 60.91 | 170.3 | 66.69 |
| 16.5岁 | 149.9 | 40.29 | 153.2 | 43.32 | 156.5 | 46.76 | 160.2 | 51.07 | 163.8 | 56.01 | 167.1 | 61.07 | 170.4 | 66.78 |
| 17岁 | 150.1 | 40.44 | 153.4 | 43.47 | 156.7 | 46.90 | 160.3 | 51.20 | 164.0 | 56.11 | 167.3 | 61.15 | 170.5 | 66.82 |
| 18岁 | 150.4 | 40.71 | 153.7 | 43.73 | 157.0 | 47.14 | 160.6 | 51.41 | 164.2 | 56.28 | 167.5 | 61.28 | 170.7 | 66.89 |

图片来源：李辉等.中国0~18岁儿童.青少年身高、体重的标准化生长曲线[J]中华儿科杂志，2009.

## 2.15.1 应用建议

1. 3岁之前测卧位身长,3岁之后(包含3岁)测立位身高。

2. 表中年龄为整岁龄,如0.5岁指半岁(即6月龄),7.5岁为7岁半整。

# 2.16 BARF面部表情评定量表 (Baxter retching faces scale)

## 2.16.1 量表概况

BARF面部表情评定量表用以评估恶心的严重程度。Baxter等于2011年在儿童医院的肿瘤病房发展了该量表，并在急诊和日间手术病房中进行了量表的验证研究，其具有可靠的信效度。该量表借鉴了疼痛评估领域的量表构建方法，为症状自评量表，将面部表情(6张脸谱)与评分(0~10分)相结合，通过指认脸谱来评定恶心的严重程度。该工具操作简便，实用性强。

## 2.16.2 工具描述

图 2-17 BARF 面部表情评定量表

## 2.16.3 应用建议

1. 该量表为患者自评量表，推荐适用人群为7~18岁儿童和青少年。

2. 6张脸谱从左到右分别表示完全没有恶心直至感觉异常恶心，引导患者指认最符合目前阶段自我感受的其中1张脸谱。

3. 面部表情评定的方法实施简单，可进行及时床旁应用。

## 参考文献

[1] Hulst JM, Zwart H, Hop WC, et al. Dutch national survey to test the STRONG- kids nutritional risk screening tool in hospitalized children [J].Clin Nutr, 2010, 29(1):106-111.

[2] McCarthy H, McNulty H, Dixon M, et al. Screening for nutrition risk in children: the validation of a new tool [J].J Hum Nutr Diet, 2008, 21(4):395-396.

[3] McCarthy H, Dixon M, Crabtree I, et al. The development and evaluation of the Screening Tool for the Assessment of Malnutrition in Paediatrics (STAMP(c)) for use by healthcare staff[J]. J Hum Nutr Diet, 2012, 25(4): 311-318.

[4] Gerasimidis K, Keane OMacleod I, et al. A four-stage evaluation of the Paediatric Yorkhill Malnutrition Score in a tertiary paediatric hospital and a district general hospital[J].Br J Nutr, 2010, 104(5):751-756.

[5] 于圣娟.住院患儿营养风险筛查及影响因素分析[J].护士进修杂志,2013,28(10):872-874.

[6] 陆丽娜.住院儿童营养筛查工具的建立、评估和应用[D].上海交通大学,2016: 1-97.

[7] St P A, Khattra P, Johnson M, et al. Content validation of the infant malnutrition and feeding checklist for congenital heart disease: a tool to identify risk of malnutrition and feeding difficulties in infants with congenital heart disease[J].J Pediatr Nurs, 2010, 25(5):367-374.

[8] 杨玉霞,顾莺,叶岚,等.先天性心脏病婴幼儿喂养和营养风险筛查工具的汉化及信效度研究[J]. 中华护理杂志,2017, 52 (4): 507-510.

[9] Ruel MT, Menon P. Child feeding practices are associated with child nutritional status in Latin America: innovative uses of the demographic and health surveys.J Nutr, 2002, 132(6):1180–1187.

[10] 赖建强, 荫士安, 马冠生,等.6～24月龄婴幼儿 喂养指数分布以及与生长发育的相关性研究.卫生研究,2005,34(5):617–619.

[11] 戴琼,徐海青,汪鸿, 等.婴幼儿喂养困难评分量表中文版标化研究[J].中国妇幼健康研究,2011,22(3):258–259,264.

[12] 张丽珊,金星明,严萍,等.儿童饮食行为干预工具在上海市浦东新区1～4岁饮食行为问题儿童中的应用[J].中国儿童保健杂志,2015,23(06):667–670.

[13] 杨显君,江逊,张玉海,等．学龄前儿童饮食行为量表的编制与评价[J].中国儿童保健杂志,2012,20(8): 682–685.

[14] Kong A,Vijayasiri G,Fitzgibbon ML,et al. Confirmatory factor analysis and measurement invariance of the Child Feeding Questionnaire in low–income Hispanic and African–American mothers with preschool–age children [J]. Appetite,2015,90: 16–22.

[15] Ma JQ,Zhou LL,Hu YQ,et al. Association between feeding practices and weight status in young children[J]. BMC Pediatr,2015,15(1): 97.

[16] Braun M A, Palmer M M.A pilot study of oral–motor dysfunction in "at–risk" infants[J].Phys Occup Ther Pediatr,1985,5(4):13–26.

[17] Palmer M M, Crawley K, Blanco I A.Neonatal Oral–Motor Assessment Scale: a reliability study [J].J Perinatol,1993,13(1):28–35.

[18] 仝慧茹. 早产儿准备经口喂养评估量表的信效度评价及

应用研究[D].南方医科大学学报,2013:1-93.

[19] http://www.who.int/childgrowth/standards/zh/

[20] 李辉,季成叶,宗心南,等.中国0~18岁儿童、青少年身高、体重的标准化生长曲线[J].中华儿科杂志,2009,(7):487-492.

[21] Baxter AL, Watcha MF, Baxter WV, et al. Development and validation of a pictorial nausea rating scale for children[J]. Pediatrics, 2011, 127(6): e 1542-1549.

# 第3部分　急危重症护理评估

## 3.1　Aldrete评分(Aldrete score)

### 3.1.1　量表概况

Aldrete苏醒评分又称为PAR( Post Anesthesia Recovery )评分系统，是Aldrete JA和Diane Kroulik于1970年借鉴Apgar评分思路提出来的麻醉复苏评分系统，以此作为转出麻醉苏醒室的评估，1995年，Aldrete对PAR评分系统做了修改。改良Aldrete评分内容包括活动、呼吸、循环、意识、血氧饱和度5部分，该评分系统统一了麻醉复苏期患者的评估标准，明显缩短了患者麻醉苏醒室停留时间，在临床上被广泛接受。

### 3.1.2　工具描述

表3–1　Aldrete评分

| 标准 | 特征 | 评分 |
|---|---|---|
| 活动 | 四肢均能按指令活动自如<br>两个肢体能按指令活动自如<br>不能活动 | 2分<br>1分<br>0分 |
| 呼吸 | 能深呼吸和咳嗽<br>呼吸困难、通气不足<br>呼吸暂停 | 2分<br>1分<br>0分 |
| 循环 | 血压波动于麻醉前20mmHg范围内<br>血压波动于麻醉前20～50mmHg<br>血压波动于麻醉前50mmHg以上 | 2分<br>1分<br>0分 |
| 意识 | 完全清醒<br>可唤醒<br>无反应 | 2分<br>1分<br>0分 |

（续表）

| 标准 | 特征 | 评分 |
| --- | --- | --- |
| 血氧饱和度 | 吸空气维持氧饱和度 > 92%<br>需要吸氧以维持氧饱和度 > 90%<br>吸氧下氧饱和度 < 92% | 2分<br>1分<br>0分 |

## 3.1.3　应用建议

每项包括0～2分，一般评分达到9分以上者符合转出麻醉苏醒室标准。

# 3.2 高肌张力评估工具（hypertonia assessment tool，HAT）

## 3.2.1 量表概况

HAT是Jethwa等于2010年设计、用于鉴别痉挛型、肌张力障碍型、强直型高肌张力类型的。最早的HAT有14个项目，经过效度研究后删减为7个项目。该量表具有简便性和鉴别性的特点。

## 3.2.2 工具描述

表3-2 高肌张力评估工具（HAT）

| HAT项目 | 评分指引（0=阴性，1=阳性） | LLE | RLE | LUE | RUE | 高肌张力类型 |
|---|---|---|---|---|---|---|
| 1.通过触觉刺激其他躯体部位，被测肢体的不随意运动或异常姿势 | 0分：没有观察到不随意运动或姿势 | | | | | 肌张力障碍 |
| | 1分：观察到不随意运动或姿势 | | | | | |
| 2.身体远端进行有目的性的活动时出现不随意运动或姿势 | 0分：没有观察到不随意运动或姿势 | | | | | 肌张力障碍 |
| | 1分：观察到不随意运动或姿势 | | | | | |
| 3.牵伸引起的速度依赖性阻力：（快牵）肩收、肘屈、前臂旋前、腕屈；髋收、膝伸、膝屈、踝跖 | 0分：和慢速牵伸相比，快速牵伸时阻力没有增高 | | | | | 痉挛 |
| | 1分：和慢速牵伸相比，快速牵伸时阻力有所增高 | | | | | |
| 4.痉挛性捕获的出现 | 0分：无痉挛性捕获 | | | | | 痉挛 |
| | 1分：有痉挛性捕获 | | | | | |

（续表）

| HAT项目 | 评分指引<br>(0=阴性，1=阳性) | LLE | RLE | LUE | RUE | 高肌张力类型 |
|---|---|---|---|---|---|---|
| 5.被动牵伸引起关节双向运动，阻力相等 | 0分：随意运动后肌张力无增加 | | | | | 强直 |
| | 1分：随意运动后肌张力增加 | | | | | |
| 6.活动躯体其他部位肌张力增高 | 0分：随意运动后肌张力无增加 | | | | | 肌张力障碍 |
| | 1分：随意运动后肌张力增加 | | | | | |
| 7.被动运动后肢体位置保持不变 | 0分：肢体恢复（部分或者完全）到起始位置 | | | | | 强直 |
| | 1分：肢体保持于牵伸终末位置 | | | | | |

备注：RUE：右上肢肌力
LUE：左上肢肌力
RLE：右下肢肌力
LLE：左下肢肌力

## 3.2.3 应用建议

1. 评估者利用一系列的牵伸动作，或引导儿童进行特定的主动随意活动，通过活动一个肢体时所受到的阻力以及判别观察到的肢体运动，从而确定儿童肢体高肌张力的类型。

2. 各高肌张力类型的项目中至少一个项目得分为“1”，判断为该高肌张力类型；若同时存在1个以上类型的项目得分为“1”，提示存在混合高肌张力。

3. HAT的适用范围为4～18岁儿童、青少年，可以分别识别四肢的高肌张力亚型，以肢体为单位进行检查。

4. 中文版HAT总共有7个项目，其中2个项目（项目3、4）检测痉挛，3个项目（项目1、2、6）检测肌张力障碍，2个项目（项目5、7）检测强直。

## 3.3 Brussels镇静评分表(Brussels sedation score)

### 3.3.1 量表概况

Brussels镇静评分主要用于评估机械通气患者镇静水平，简单易记，各级间差异显著。

### 3.3.2 工具描述

表3-3 Brussels镇静评分表

| 状态 | 评分/分 | 评价 |
|---|---|---|
| 无法唤醒 | 1分 | 镇静过度 |
| 对疼痛有反应但对声音无反应 | 2分 | 镇静过度 |
| 对声音无反应 | 3分 | 镇静适当 |
| 清醒，安静 | 4分 | 镇静适当 |
| 激动 | 5分 | 镇静不足 |

### 3.3.3 应用建议

1. 用于机械通气患者的镇静监护，评估镇静水平。

2. 每4小时测评一次，1分或2分为镇静过度；3分或4分为镇静适当；5分为镇静不足。

# 3.4 Lovett6级分级法及Kendall百分数分级法

## 3.4.1 工具概况

徒手肌力检查分级法(Manual Muscle Testing,MMT)是检查者用自己的双手,凭借自身技能和判断力,通过观察肢体主动运动的范围及感觉肌肉收缩的力量来确定所检查肌肉或肌群的肌力是否正常。Lovett 6级分级法由美国哈佛大学矫正外科学教授Lovett于1916年提出,他将肌力检查分为6级(0～5)级;Kendall百分数分级法是按照抗重力运动幅度和抗阻力运动幅度为依据,将肌力从0～100%加以分级,同时在评定中还加入了受试者疲劳因素。

## 3.4.2 工具描述

表3-4　Lovett6级分级法及Kendall百分数分级法

| 级(分级) | 标准 | 正常肌力(%) |
|---|---|---|
| 0(Zero,Z) | 无可见或可触及的肌肉收缩 | 0 |
| 1(Trace,T) | 可触及或见到肌肉收缩,但无关节活动 | 10 |
| 2(Poor,P) | 关节不抗重力全范围活动 | 25 |
| 3(Fair,F) | 关节抗重力全范围活动,但不能抗阻力 | 50 |
| 4(Good,G) | 关节抗重力及轻度阻力,完成全关节活动范围的运动 | 75 |
| 5(Normal,N) | 关节抗重力及最大阻力,完成全关节活动范围的运动 | 100 |

## 3.4.3 应用建议

1. 遵循测试的标准姿势,防止某些肌肉对测试肌肉的替代动作。
2. 测试选择适当时机,疲劳、运动、饱餐后不宜进行。

3. 左右两侧比较，先查健侧后查患侧，尤其在4、5级难以鉴别时。

4. 先抗重力后抗阻力，抗阻力必须使用同一强度，阻力应加在被测关节远端。

5. 中枢神经系统病变所致瘫痪不宜做MMT，老年人心血管疾病患者慎用某些测试。

6. 禁忌证：关节不稳定、骨折未愈合而未作内固定、急性渗出性滑膜炎、严重疼痛、关节活动范围极度受限、急性扭伤、关节肿瘤等。

7. 每一级又可用“+”和“-”号进一步细分。如测得的肌力比某级稍强时，可在该级的右上角加“+”号，稍差时则在右上角加“-”号，以补充分级的不足。

# 3.5 MRC肌力分级法（the UK medical research council）

## 3.5.1 工具概况

MRC肌力分级法由英国医学研究理事会(UK Medical Research Council )制定，称为MRC 6级测定法，这一方法在Lovett分级法的基础上运动幅度的程度和施加压阻力的程度进一步细分，若被测肌力某级稍强时，可在此级右上角加“+”，稍差则在右上角加“–”，以弥补Lovett分级法评定标准的不足。

## 3.5.2 工具描述

表3–5 MRC肌力分级法

| 级(分级) | 标准 |
| --- | --- |
| 5 | 能对抗最大阻力，完成全关节活动范围的运动 |
| 5- | 能对抗与5级相同的阻力，活动范围在50%～100% |
| 4+ | 活动初、中期对抗4级阻力，未能对抗5级阻力 |
| 4 | 能对抗部分阻力，完成全关节活动范围运动 |
| 4- | 能对抗与4级相同的阻力，活动范围在50%～100% |
| 3+ | 与3级相似，运动末期能对抗一定阻力 |
| 3 | 能抗重力，完成全关节范围活动，不能抗阻 |
| 3- | 能抗重力，活动范围在50%～100% |
| 2+ | 能抗重力，活动范围在50%以下 |
| 2 | 去除重力，能完成全关节范围活动 |
| 2- | 去除重力，活动范围在50%～100% |
| 1 | 触诊有肌肉收缩，但不能引起关节活动 |
| 0 | 无肌肉收缩 |

## 3.5.3 应用建议

评定标准的依据

1. 重力因素

（1）当肌肉或肌群能对抗重力进行全关节范围活动（垂直运动）时，定位3级。

（2）在去除重力情况下能做全关节范围运动（水平运动时），定位2级。

（3）当无法做水平运动时，也可用垂直面上达到部分关节活动范围的运动来代替，此时也定位2级。

2. 肌肉或肌群收缩迹象

（1）当有轻微收缩但无关节活动时，定位1级。

（2）当无收缩迹象时定位0级。

3. 外加阻力：对肌力在3级以上的肌肉或肌群认为施加阻力，并根据施加阻力的大小评定4级和5级肌力。每一级又可用“+”和“–”号进一步细分。

4. 运动幅度：通过运动幅度的划分可增加评定的客观性，尤其在重力检查时

（1）若运动幅度达不到1/2全关节活动范围时则评定为低一级标准“+”的水平。

（2）若运动幅度达到1/2全关节活动范围以上，但尚在全关节活动范围值以内时，则评定为高一级标准“–”的水平。

## 3.6 Ramsay镇静量表（Ramsay sedation scale,RSS）

### 3.6.1 量表概况

Ramsay(RSS)镇静量表由Ramsay于1974年提出的，最初用来评定ICU内患者的镇静、反应性及嗜睡程度的主观评分系统。该量表分为6级，分别反应3个层次的清醒状态和3个层次的睡眠状态，具有良好的信效度，目前是临床上使用最广泛可靠的镇静评分标准，也是儿童镇静评分最常用的方法，但缺乏特异性指标来对过度镇静和躁动进行有效评估。

### 3.6.2 工具描述

表3–6　Ramsay（RSS）镇静量表

| 状态 | 临床状态 | 评分 | 得分 |
|---|---|---|---|
| 清醒 | 焦虑和易激惹或烦躁不安，或两者均有 | 1分 | |
| 清醒 | 合作，能接受机械通气，定向感好，平静镇定 | 2分 | |
| 清醒 | 镇静，只能对指令应答 | 3分 | |
| 睡眠 | 对光照、眉间轻叩或高声听觉刺激反应轻快敏捷 | 4分 | |
| 睡眠 | 对光照、眉间轻叩或高声听觉刺激反应迟缓 | 5分 | |
| 睡眠 | 对眉间轻叩或高声听觉刺激无反应 | 6分 | |

### 3.6.3 应用建议

1. 镇静程度：0分，无镇静；1～3分，浅镇静；4分，深镇静；5分，过度镇静。

2. 大多危重患儿以Ramsay评分2～4分为理想的临床镇静终点，表现为患儿自觉舒适且表现合作，对指令有反应。

3. 人工通气患儿可能要达Ramsay评分3～5分的更深镇静程度。

## 3.7 儿童改良GCS昏迷量表（Glasgow coma scale,GCS）

### 3.7.1 量表概况

Glasgow昏迷评分由英国格拉斯哥大学的神经外科教授Graham Teasdale和BryanJ.Jennett于1974年发明的测评昏迷的方法，该方法用于评定患者神经功能状态包括睁眼、语言及运动反应，三者相加表示意识障碍程度。因为儿科患者年龄跨度大，不同阶段言语、运动、智力等发育情况各有特点，因此1995年太原会议由中华医学会儿科学会急救学组制定了儿童改良GCS昏迷评分量表。

### 3.7.2 工具描述

表3–7 儿童改良Glasgow（儿童改良GCS）昏迷量表

| 功能鉴定 | ＜1岁 | ＞1岁 | 评分 |
|---|---|---|---|
| 睁眼 | 自发 | 自发 | 4分 |
| | 声音刺激时 | 语言刺激时 | 3分 |
| | 疼痛刺激时 | 疼痛刺激时 | 2分 |
| | 刺激后无反应 | 刺激后无反应 | 1分 |
| 运动反应 | 自发 | 服从命令运动 | 6分 |
| | 因局部疼痛而动 | 因局部疼痛而动 | 5分 |
| | 因疼痛而屈曲回缩 | 因疼痛而屈曲回缩 | 4分 |
| | 因疼痛而呈屈曲反应（似去皮质强直） | 因疼痛而呈屈曲反应（似去皮质强直） | 3分 |
| | 因疼痛而呈伸展反应（似去大脑强直） | 因疼痛而呈伸展反应（似去大脑强直） | 2分 |
| | 无运动反应 | 无运动反应 | 1分 |

（续表）

| 功能鉴定 | <1岁 | | >1岁 | 评分 |
|---|---|---|---|---|
| 功能测定 | 0～23个月 | 2～5岁 | >5岁 | 评分 |
| 语言反应 | 微笑、发声 | 适当的单词、短语 | 能定向说话 | 5分 |
| | 哭闹、可安慰 | 词语不当 | 话不能定向 | 4分 |
| | 持续哭闹、尖叫 | 持续哭闹、尖叫 | 言语不当 | 3分 |
| | 呻吟、不安 | 呻吟 | 言语难以理解 | 2分 |
| | 无反应 | 无反应 | 无说话反应 | 1分 |

## 3.7.3 应用建议

1. GCS常规用于评估患儿意识水平，是意识状态评估的首选。

2. 儿童年龄跨度较大，建议将GCS同其他简单评分方法结合进行综合评估。

## 3.7.4 应用建议

1. 正常状态15分；5～8分预后较好；<5分预后差。

## 3.8 舒适度评估量表（comfort scale）

### 3.8.1 量表概况

舒适度评估( comfort scale )量表由Ambuel等于1992年编制。该量表包括8个变量，6个行为变量：警觉性、平静或躁动、呼吸情况、肢体运动、肌张力、面部张力；2个生理学变量：心率、平均动脉压。该量表采用Likert 5级评分，每个变量1～5分，总分为40分。最初用于评估PICU机械通气患儿的舒适度/应激情况，是PICU应用最广泛的镇静评估方法，评分相对复杂且费时。

### 3.8.2 工具描述

表3–8 舒适度评估（comfort scale）量表

| 项目 | 评分 | | | | |
|---|---|---|---|---|---|
| | 1分 | 2分 | 3分 | 4分 | 5分 |
| 反应 | 深睡眠 | 浅睡眠 | 昏昏欲睡 | 完全清醒和警觉 | 高度警觉 |
| 镇静状态 | 平静 | 轻度焦虑 | 焦虑 | 非常焦虑 | 恐惧/恐慌 |
| 呼吸 | 无咳嗽/无自主呼吸 | 自主呼吸，对通气无或轻度反应 | 偶尔咳嗽或对抗通气 | 自主呼吸活跃或规律性咳嗽 | 对抗通气，咳嗽或呛咳/窒息 |
| 躯体活动 | 无活动 | 偶轻度活动 | 频繁轻度活动 | 仅肢体有力活动 | 全身有力活动(包括头及躯干) |
| 肌张力 | 无肌张力 | 肌张力减低 | 正常肌张力 | 肌张力升高，手指、足趾弯曲 | 肌肉强直，手指、足趾弯曲 |

（续表）

| 项目 | 评分 | | | | |
|---|---|---|---|---|---|
| | 1分 | 2分 | 3分 | 4分 | 5分 |
| 面部肌肉 | 完全放松 | 面部肌肉张力正常，无面肌紧张表现 | 部分面肌出现肌肉紧张 | 全部面肌出现肌肉紧张 | 面部表情扭曲，痛苦面容 |
| 心率 | 低于基础水平 | 持续处于基础水平 | 较基础值升高15%或更多（1～3次/监测周期） | 较基础值升高15%或更多（大于3次/监测周期） | 持续较基础值升高15% |
| 血压 | 低于基础水平 | 持续处于基础水平 | 较基础值升高15%或更多（1～3次/监测周期） | 较基础值升高15%或更多（大于3次/监测周期） | 持续较基础值升高15% |

### 3.8.3 应用建议

1. 镇静程度：8～16分为深度镇静；17～26分为轻度镇静；27～40分为镇静不足。

2. 有学者将量表进行了调试，将评估呼吸情况改为评估哭闹情况（安静呼吸，小哭闹：1分；啜泣：2分；呻吟：3分；哭闹：4分；尖叫：5分），用于评估1～18岁儿童、新生儿心脏术后疼痛及镇静状态。

## 3.9 舒适度-行为量表（comfort-behavior scale）

### 3.9.1 量表概况

舒适度-行为（Comfort-B）量表由荷兰的Van Dijk于2005年修订，根据舒适度量表衍变而来。该量表包括6个行为变量：警觉性、平静或躁动、接受机械通气儿童的呼吸反应或未接受机械通气儿童的哭吵声、肢体运动、肌张力、面部张力。该量表采用Likert5级评分，每个变量1～5分，总分为6～30分。目前研究证实其对各个年龄阶段及各个神经发育阶段的患儿均是有效的，且既可用于机械通气患儿，也可用于有自主呼吸患儿的临床评估。但评分相对复杂且费时。

### 3.9.2 工具描述

表3-9 舒适度-行为（Comfort-B）量表

| 项目 | 评分 | | | | |
|---|---|---|---|---|---|
| | 1分 | 2分 | 3分 | 4分 | 5分 |
| 神志 | 深睡眠 | 浅睡眠 | 嗜睡 | 觉醒 | 警觉 |
| 精神状态 | 平静 | 轻度焦虑 | 焦虑 | 非常焦虑 | 恐惧/恐慌 |
| 呼吸 | 无咳嗽/无自主呼吸 | 自主呼吸，对通气无或轻度反应 | 偶尔咳嗽或对抗通气 | 自主呼吸活跃或规律性咳嗽 | 对抗通气，咳嗽或呛咳/窒息 |
| 肢体活动 | 无活动 | 偶轻度活动 | 频繁轻度活动 | 仅肢体有力活动 | 全身有力活动（包括头及躯干） |
| 肌张力 | 无肌张力 | 肌张力减低 | 正常肌张力 | 肌张力升高，手指、足趾弯曲 | 肌肉强直，手指、足趾弯曲 |

（续表）

| 项目 | 评分 | | | | |
|---|---|---|---|---|---|
| | 1分 | 2分 | 3分 | 4分 | 5分 |
| 面部肌肉 | 完全放松 | 面部肌肉张力正常，无面肌紧张表现 | 部分面肌出现肌肉紧张 | 全部面肌出现肌肉紧张 | 面部表情扭曲，痛苦面容 |

### 3.9.3 应用建议

1. 镇静程度：≤10分为镇静过深；11～22分为镇静适度；≥23分为镇静不足

2. 作为疼痛评分临界值为≥13分给予干预。

# 3.10 纽约心脏病学会心功能衰竭分级（classification of NYHA heart function）

## 3.10.1 工具概况

依据纽约心脏病学会( NYHA )提出的儿童心脏病患者心功能分级方案评价心力衰竭程度。

## 3.10.2 工具描述

表3-10 纽约心脏病学会心功能衰竭分级

| 婴儿心功能分级 | |
|---|---|
| 0级 | 无心力衰竭表现 |
| Ⅰ级 | 轻度心力衰竭：每次哺乳量<105ml，或哺乳时间需30min以上，呼吸困难，心率>150次/min；可有奔马律，肝大达肋下2cm。 |
| Ⅱ级 | 中度心力衰竭：每次哺乳量<90ml，或哺乳时间需40min以上，呼吸>60次/min，呼吸形式异常；心率>160次/min；有奔马律，肝大达肋下2～3cm。 |
| Ⅲ级 | 重度呼吸衰竭：每次哺乳量<75ml，或哺乳时间需40min以上，呼吸>60次/min，呼吸形式异常；心率>170次/min；有奔马律，肝大达肋下3cm以上，并有末梢灌注不良。 |
| 儿童心脏病患者心功能分级 | |
| Ⅰ级 | 体力活动不受限制。学龄期儿童能参加体育课，且能和同龄儿童一样活动 |
| Ⅱ级 | 体力活动轻度受限。休息时无任何不适，但一般活动可引起疲乏、心悸或呼吸困难。学龄期儿童能参加体育活动，但活动量比同龄儿童小。可能存在继发性生长障碍 |
| Ⅲ级 | 体力活动明显受限。少于平时一般活动即可出现症状，例如步行15min就可感到疲乏、心悸、呼吸困难。学龄期儿童不能参加体育活动，存在继发性生长障碍 |
| Ⅳ级 | 不能从事任何体力活动，休息时亦有心力衰竭症状，并在活动后加剧。存在继发性生长障碍 |

### 3.10.3 应用建议

1. 该评估工具的应用，可提高专科护理人员对儿童心衰的识别和诊断能力。

2. 该心功能分级对预后的价值有待在临床实践中进一步评价。

## 3.11 婴儿心功能衰竭分级（ross heart failure classification）

### 3.11.1 量表概况

对于儿童心衰预后评估的工具，目前尚无非常可靠的指标，常用纽约心脏协会的心功能分级及改良ROSS分级对已确诊心衰的患儿进行症状评估，其中，婴儿心功能分级依据罗斯（ROSS）提出的心力衰竭分级。

### 3.11.2 工具描述

表3–11 婴儿心功能衰竭分级

| 项目 | 评分 | | |
|---|---|---|---|
| | 0分 | 1分 | 2分 |
| 喂养情况 | | | |
| 每次奶量（ml） | >100 | 60～100 | <60 |
| 每次时间（min） | <40 | >40 | |
| 体格检查 | | | |
| 呼吸频率（次/分钟） | <50 | 50～60 | >60 |
| 心率（次/分钟） | <160 | 160～170 | >170 |
| 呼吸型 | 正常 | 异常 | |
| 外周灌注 | 正常 | 减少 | |
| 第三心音或舒张期隆隆样杂音 | 无 | 存在 | |
| 肝肋下缘 | <2 | 2～3 | >3 |

### 3.11.3 应用建议

1．0～2分提示无心力衰竭；3～6分提示轻度心力衰竭；7～9分提示中度心力衰竭；10～12分提示重度心力衰竭

# 3.12 儿童早期预警评分系统（pediatric early warning system,PEWS）

## 3.12.1 背景概述

Brighton PEWS 评分表是英国常用EWS系统中较为简单操作的评分系统，旨在更好地识别潜在危重患儿，以尽早、有效进行合理治疗干预。PEWS评分表以意识行为、心血管系统和呼吸系统3项生理指标作为评价参数，每项为0分~3分，正常为0分，异常为1分~3分，根据所测生理指标参数评分，最高总分9分，评分越高危重度越高。张佳燕等研究表明PEWS诊断临界值为5分，评分大于5分患儿，死亡危险明显增加，作为患儿入ICU的标准。

## 3.12.2 工具描述

表3-12　Brighton PEWS 评分标准

| 指标 | 0分 | 1分 | 2分 | 3分 |
|---|---|---|---|---|
| 意识 | 正常 | 嗜睡 | 激惹/烦躁 | 昏睡/昏迷<br>对疼痛反应下降 |
| 心血管系统 | 肤色粉红CRT 1~2 s | 肤色苍白<br>CRT≥3 s | 肤色发灰<br>CRT≥4 s<br>心率较正常升高20次/min | 肤色灰，皮肤湿冷<br>CRT≥5 s<br>心率较正常升高30次/min或心动过缓 |
| 呼吸系统 | 正常范围无吸气性凹陷 | 呼吸频率较正常升高10次/min<br>$FiO_2$0.3或吸入氧流量4L/min | 呼吸频率较正常升高20次/min<br>有吸气性凹陷<br>$FiO_2$0.4或吸入氧流量6L/min | 呼吸频率较正常减少5次/min伴胸骨吸气性凹陷<br>呻吟<br>$FiO_2$0.5或吸入氧流量8L/min |

表3-13　评分与干预措施

| 评分 | 干预措施 |
| --- | --- |
| 0~1分 | 无需处理，继续观察 |
| 2分 | 考虑是否存在疼痛、发热、计算液体平衡、尿量 |
| 3分 | 在2分基础上动态评估、观察患儿，通知专科护士 |
| 4分或得分增加超过2分 | 通知儿科住院医师，必须15min内到场 |
| 5分及以上或出现3分栏中的任何情况 | 通知儿科住院医师<br>通知重症监护室总住院医师 |

## 3.12.3　应用建议

1. 量表可广泛适用于儿科急诊、留观病房、转运与陪检、普通病房、转出ICU后患儿，平均需要大约15~30秒的时间对患儿进行评估。

2. “毛细血管充盈测试”（CRT）：对患儿甲床进行施压，直到甲床变白，松开后计算需要多长时间指甲恢复到粉红色。

3. 可以动态评估每一例患儿，操作简单，只需心电监护仪，在不同操作者之间有很好的可重复性。

# 3.13 新生儿早期预警评分系统（newborn early warning score，NEWS）

## 3.13.1 背景概述

邓平兰等于2014年根据英国国家卫生与临床优化研究所产后护理规范，对英国风险应急小组指定的早期预警评分进行修订和改良，并根据各指标的临床重要性、可靠性以及床旁快速测定等特点，将体温、呼吸、心率、呼吸窘迫、意识状态这五项选入评分系统，如记录有餐前血糖时也应纳入评分内容，形成新生儿早期预警评分系统（NEWS）

每个参数指标最小值均可为 0 分，最大值可达 2~3 分，评分可取值 0~15分，分值越大，病情越重。经检验内容效度指数CVR为0.893，Cronbach's α系数为0.865。NEWS的最佳界值为2分，当患儿评分≥2 分时识别为需收住NICU的敏感度（87.6%）与特异度（97.2%）之和最高。

## 3.13.2 工具描述

表3-14 newborn early warning score（NEWS）

| 指标 | 0分 | 1分 | 2分 | 3分 |
|---|---|---|---|---|
| 体温 | 36.0~37.4 | 37.5~38.0 | <36.0或>38.0 | |
| 心率（次/分） | 100~159 | 160~179或80~99 | 180~219 | <80或>220 |
| 呼吸（次/分） | 31~50 | 20~30或51~70 | >70 | <20 |
| 呼吸窘迫 | 无 | | 有 | |
| 意识状态 | 清醒/睡眠 | 激惹/昏睡 | | 无反应 |
| 餐前血糖（mmol/L可选） | 2.9~5.9 | 1.1~1.9或>6.0 | <1.0 | 无反应 |

表3-15　NEWS 评分对应的处理措

| 评分 | 干预措施 |
| --- | --- |
| 0 | 继续观察 |
| 1分 | 提高监测频率，必要时告知医生 |
| ≥2分 | 立即通知医生，并建议转入NICU |
| 任一单项达3分 | 立即通知医生进行抢救，提高监护频率 |

## 3.13.3　应用建议

注：若体温为36.0~36.4℃，需加强保暖措施，1h后复测体温

1. 能很好的及时识别出需转入 NICU 重症监护和干预治疗的危重新生儿。

2. 也能反映患儿病情严重程度，且具有较高的评价效能，便于非新生儿专科医生（如产科医师、护士等）操作评价。

# 3.14 小儿心脏病早期预警评估工具（cardiac children’s hospital early warning score，C-CHEWS）

## 3.14.1 背景概述

由美国学者Mary C等于2008年研制，由护士、医生或保健专业人员对先心病患儿进行早期预警评估的工具。由徐昱璐等对其进行汉化及应用，该量表包括3个维度：行为神经系统（4个条目），心血管系统（4个条目），呼吸系统（4个条目），每个条目对应相应分值，从0分至3分；另加医务人员与家属对患儿的关注度，共14个条目，总分越高，提示患儿存在风险越大。通过应用研究得出5分为诊断临界值，评分高于5分，需通知医生决定是否转入心脏监护室。

## 3.14.2 工具描述

表3-16 小儿心脏病早期预警评估工具

| 维度 | 项目 | 分值 |
| --- | --- | --- |
| 行为神经系统 | 体温 | |
| | •正常玩耍或安睡<br>•警戒，在患儿基线水平 | 0分 |
| | •安睡，不被干扰下入睡 | 1分 |
| | •激惹，烦躁<br>•增加患儿癫痫发作 | 2分 |
| | •昏迷<br>•对痛觉反应差<br>•持续癫痫发作<br>•瞳孔不对称或对光反射迟钝 | 3分 |

（续表）

| 维度 | 项目 | 分值 |
| --- | --- | --- |
| | 心率/血压 | |
| 心血管系统 | •肤色红润<br>毛细血管充盈时间≤2s | 0分 |
| | •毛细血管充盈时间3~4s<br>•轻度皮肤苍白<br>•心动过速（≥10%）<br>•间断发作异位或不规则心律 | 1分 |
| | •皮肤灰色<br>•毛细血管充盈时间4~5s<br>中度心动过速（婴儿≥15%；幼儿≥25%） | 2分 |
| | •皮肤暗灰<br>•毛细血管充盈时间＞5s<br>•严重心动过速（婴儿≥25%；幼儿≥50%）<br>•心动过缓发作、不规则心律出现或传导阻滞 | 3分 |
| 呼吸系统 | 呼吸/经皮血氧饱和度 | |
| | •正常参数内<br>•无吸凹 | 0分 |
| | •（轻度）呼吸偏快（≥10%）<br>•相当于吸入40%氧气<br>•相当于吸入1L氧气，大于患儿基线水平<br>•氧饱和度轻度降低小于患儿基线水平<br>•间断呼吸困难发作，自行缓解 | 1分 |
| | •（中度）呼吸急促，出现吸凹、喘息（婴儿≥15%；幼儿≥25%）<br>•氧气面罩吸入40%～60%的氧<br>•1～2L氧气吸入，大于患儿基线水平<br>•雾化治疗q1-2hr<br>•中度低氧饱和<br>•明显呼吸困难，需要持续体位或者刺激患儿 | 2分 |

（续表）

| 维度 | 项目 | 分值 |
| --- | --- | --- |
| 呼吸系统 | •（重度）呼吸急促（婴儿≥25%；幼儿≥50%）<br>•呼吸次数低于正常年龄儿童<br>•点头样或者反常呼吸<br>•>60%氧气面罩吸入<br>•>2L氧气吸入，大于患儿基线水平<br>•雾化治疗q30min-1hr<br>•严重低氧<br>•呼吸困难需要紧急干预 | 3分 |
| 医务人员 | 关注 | 1分 |
| 家属或陪护者 | 关注或不关注 | 1分 |

表3-17　评分与干预措施

| 评分 | 干预措施 |
| --- | --- |
| 0~2分（绿色） | 无需处理，继续观察 |
| 3~4分（黄色） | 通知主管护士及医生，增加评估频率 |
| ≥5分（红色） | 主管护士立即通知医生，评估后决定转CCU |

## 3.14.3　应用建议

1. 小儿心脏病早期预警评估工具是专门判断小儿心脏病病情恶化的评估工具，为临床提供了一个标准化的评估和处理的流程。

2. 该量表能准确快速筛查出发病病情变化的先心病患儿。

3. “医务人员关注”和“家属关注”评分项目，需要通过与家属交流进行主观判断。

4. 此量表已经过汉化，并在先天性心脏病术后患儿得到验证，但尚未对先心病术前，小儿心脏病危重患儿进行应用。

## 3.15 医务人员版复苏陪伴利弊评估量表（the family presence risk-benefit scale, FPRBS）

### 3.15.1 背景概述

美国Twibell等于2008年基于文献研究及关键人物访谈，初步形成了复苏时家属在场的利弊衡量表（The Family Presence Risk-Benefit Scale，FPR-BS），由30个条目组成，经专家委员会讨论后纳入26个条目形成量表，经因子分析进行结构效度检验后剔除4个条目，最终形成由22个条目组成的量表。胡菲等人在2017年对量表进行了汉化及信效度检验，量表的内容效度指数为1.0，Cronbach's α系数为0.890。FPR-BS采用5分制计分，1分代表非常不同意该条目的内容，5分代表非常同意，量表具有良好的信度和效度指标，可以应用于评估医务人员对复苏陪伴的态度及意向。

### 3.15.2 工具描述

表3-18 医务人员版复苏陪伴利弊评估量表

| 条目 | 评分 | | | | |
|---|---|---|---|---|---|
| | 1 | 2 | 3 | 4 | 5 |
| 1. 患者在复苏抢救时，应该提供给他们的家人选择是否愿意在复苏现场 | | | | | |
| 2. 如果让患者家人目睹复苏治疗的过程，他们会感到恐慌 | | | | | |
| 3. 家人目睹亲人接受复苏治疗会受到情感冲击，并长期难以恢复 | | | | | |
| 4. 如果我的亲人正在被抢救，我会愿意亲临现场 | | | | | |
| 5. 如果我的亲人正在被抢救，患者不希望亲人在场 | | | | | |

（续表）

| 条目 | 评分 | | | | |
| --- | --- | --- | --- | --- | --- |
| | 1 | 2 | 3 | 4 | 5 |
| 6. 如果复苏治疗不成功，而家人在现场看到整个过程的话，悲伤情绪会更易调整一些 | | | | | |
| 7. 如果家人看到复苏过程，他们会干扰医务人员 | | | | | |
| 8. 亲临复苏现场的家人会更有可能起诉 | | | | | |
| 9. 在我工作的地方，家人希望能目睹复苏的过程 | | | | | |
| 10. 复苏过程中有家人在场对患者有益 | | | | | |
| 11. 复苏过程中家人在场对家庭有益 | | | | | |
| 12. 复苏过程中家人在场对护士有益 | | | | | |
| 13. 复苏过程中家人在场对医师有益 | | | | | |
| 14. 复苏过程中家人在场应作为家庭护理的一部分 | | | | | |
| 15. 如果复苏过程中家人在场，有利于患者对医院诊疗及护理的满意度 | | | | | |
| 16. 如果复苏过程中家人在场，有利于家属对医院诊疗及护理的满意度 | | | | | |
| 17. 如果复苏过程中家人在场，有利于提高护理工作的满意度 | | | | | |
| 18. 如果复苏过程中家人在场，有利于提高医疗工作的满意度 | | | | | |
| 19. 复苏过程中家人在场是所有患儿都应享有的权利 | | | | | |

（续表）

| 条目 | 评分 | | | | |
|---|---|---|---|---|---|
| | 1 | 2 | 3 | 4 | 5 |
| 20. 复苏过程中家人在场是所有家属都应享有的权利 | | | | | |
| 21. 复苏团队更易与在现场看到患者复苏治疗过程的家人建立紧密的关系 | | | | | |
| 22. 如果复苏过程中有家人在场不利于复苏团队正常运行 | | | | | |

## 3.15.3 应用建议

1. 量表为医护人员的自评量表。

2. 可适用所有场所的医护人员对复苏时家属陪伴的态度与看法。

## 参考文献

[1] Aldrete JA. The postanesthesia recovery score revisited [J] Clin Anesth, 1995, 7:89–91.

[2] 何璐，徐开寿，严晓华，等. 中文版高肌张力评估工具用于脑性瘫痪儿童评估的心理测量学特征分析[J].中国康复医学杂志，2014，29(8)：726–730.

[3] 陈燕惠.儿科临床常用量表速查手册.北京：化学工业出版社，2018.

[4] Ambuel B，Hamlett K W ，M arx C M ，et a1. Assessing distress in pediatric intensive care environments：the COMFORT scale[J]. Journal of Pediatric Psychology，1992，17(1)：95–109.

[5] 周越，李明凤，黄文霞，等.镇静评估量表的研究进展[J].护理研究，2013，27( 5 )：1161–1163.

[6] 王荃，钱素云.危重儿童常用镇静镇痛评估方法[J].中国小儿急救医学，2014，21( 2 )：79–83.

[7] Duncan H, Hutchison J, Parshuram C S. The Pediatric Early Warning System score: a severity of illness score to predict urgent medical need in hospitalized children[J]. J Crit Care, 2006, 21(3):271–278.

[8] Parshuram C S, Hutchison J, Middaugh K. Development and initial validation of the Bedside Pediatric Early Warning System score[J]. CRITICAL CARE, 2009,(13):1354.

[9] Monaghan A. Detecting and managing deterioration in children[J].

[10] Paediatr Nurs, 2005, 17(1)：32–35.

[11] 陆国平，程晔.儿科早期预警系统评分[J].中华实用儿科临床杂志，2013，28(18):1361–1364.

[12] 张佳燕,胡菲,张玉侠.儿童早期预警评分在急诊观察患儿分流中的应用[J].护理研究,2015,10(29):3744-3746.

[13] 张梦瑜,黄丽华,邵荣雅,等.儿科早期预警系统评分工具研究进展[J]. 齐鲁护理杂志,2017,23(17): 58-61.

[14] Zeb A,Rosenberg RE, Ahmed NU,et al. Risk factors for sclerema neonatorum inpreterm neonates in Bangladesh.Pediatr Infect Dis[J]. 2009 May;28(5):435-438

[15] Monaghan A. Detecting and managing deterioration in children [J].Pediatr Nurs.2005;17(1):32-35

[16] Darlow BA,Mogridge N,Horwood LJ,Wynn-Williams MB,Austin NC. Admission of all gestations to a regional neonatal unit versus controls: neonatal morbidity[J].Paediatr Child Health. 2009;45(4):181-186

[17] 邓平兰. 新生儿早期预警评分识别危重症新生儿效能的评价[D].重庆医科大学,2014.

[18] Mary C. The Cardiac Children's Hospital Early Warning Score (C-CHEWS). Pediatric Nursing,2013, 28: 171-178.

[19] 张婷婷,傅丽娟. 危重程度评分工具在先天性心脏病患儿中的应用现状[J]. 中华护理杂志,2014,49(3):339-342.

[20] Fulbrook P,Albarran J W,Latour J M. A European survey of critical care nurses' attitudes and experiences of having family members present during cardiopulmonary resuscitation[J]. International Journal of Nursing Studies,2005,42(5):557-568.

[21] Twibell R S,Siela D,Riwitis C,et al Nurses' perceptions of their self-confidence and the benefits and risks of family presence during resuscitation[J]. Am J Crit Care,2008,17(2):101-112.

# 第4部分　护理安全评估

## 4.1　Humpty Dumpty 跌倒评分（Humpty Dumpty falls scale, HDFS）

### 4.1.1　量表概况

HDFS是由美国佛罗里达州迈阿密儿童医院的Hill–Rodriguez等在2007年以回顾性病例研究的方式所设计的量表，包括年龄、性别、诊断、认知受损、环境因素、对手术/镇静剂/麻醉剂反应、药物使用7个维度的评估。共23个条目，最低分7分，最高分23分。总分在7～11分表明该患儿跌倒的风险为低危，12分以上表明患儿跌倒的风险为高危。该工具操作简便，实用性强。

### 4.1.2　工具描述

表4–1　住院患儿跌倒评估量表（HDFS）

| 评估项目 | | 评分 |
|---|---|---|
| 年龄 | <3岁 | 4分 |
| | 3岁～ | 3分 |
| | 7岁～ | 2分 |
| | ≥13岁 | 1分 |
| 性别 | 男性 | 2分 |
| | 女性 | 1分 |
| 诊断 | 神经系统诊断 | 4分 |
| | 氧合功能改变(呼吸系统诊断、脱水、贫血、厌食、晕厥、头晕) | 3分 |
| | 心理 / 行为疾病 | 2分 |
| | 其他诊断 | 1分 |

（续表）

| 评估项目 | | 评分 |
|---|---|---|
| 认知受损 | 因认知受损，完全不知道不可做易致跌倒的活动 | 3分 |
| | 知道不可做易致跌倒的活动，但有时会忘记 | 2分 |
| | 认知能力与年龄相符 | 1分 |
| 环境因素 | 有跌倒史或者婴幼儿放置在成人床上 | 4分 |
| | 患儿使用辅助装置(助步器、拐杖)；<br>患儿（<3岁）睡在有护栏的婴儿床内；<br>房间里有家具或落地的照明设施 | 3分 |
| | 患儿（≥3岁）卧床 | 2分 |
| | 患儿在门诊区域 | 1分 |
| 对手术／镇静剂／麻醉剂反应 | 在24 h内 | 3分 |
| | 在48 h内 | 2分 |
| | 超过48 h，或没有 | 1分 |
| 药物使用 | 使用多种药物（ICU的镇静/麻痹患儿除外）：镇静剂、安眠药、巴比妥酸盐、吩噻嗪类、抗抑郁药、泻药、利尿剂、麻醉剂 | 3分 |
| | 以上所列药物中的1种 | 2分 |
| | 其他药物／没有 | 1分 |
| 总　分 | | |

## 4.1.3　应用建议

1. 该评估量表适用于评估患儿瞬时的跌倒风险。

2. 可作为初筛工具进行跌倒风险的筛查，当患儿状态发生改变时，应再次评估，如服用镇静剂之后，病情发生变化后等。

# 4.2 CHAMPS住院儿童跌倒风险评估量表（CHAMPS pediatric fall risk assessment tool）

## 4.2.1 量表概况

2006年Razmus等通过前瞻性队列研究，将美国俄克拉荷马州某儿童医院住院期间47名发生跌倒的患儿通过年龄、性别和入院时间与47名未发生跌倒的患儿进行匹配，以回顾性的病例分析为基础，设计了CHAMPS住院儿童跌倒风险评估量表。该量表包括四个维度：定向障碍（Episodes of disorientation,C），跌倒史（History of falls,H），年龄小于3岁(Age of less than 3 years,A)，移动度改变（altered Mobility,M）。此外，该量表还设有父母参与预防跌倒（Parental involvement,P）和预防跌倒护理措施（Safety interventions,S）部分，共同组成CHAMPS量表。

## 4.2.2 工具描述

表4-2 CHAMPS住院儿童跌倒风险评估量表

| 危险因素 | 是 | 否 | 注 释 |
|---|---|---|---|
| 精神状态改变 | | | 定向障碍，眩晕，术后麻醉复苏，用药（大剂量麻醉剂，镇静剂快速戒断）或疾病<br>新生儿/婴儿指征可包括：烦躁易激惹，不可慰藉，对听觉、视觉或触觉刺激无反应 |
| 跌倒史 | | | 患儿最近有1次意外跌倒 |
| 年龄小于3岁 | | | 是：按年龄或生长发育计算，小于36月龄 |
| 移动度改变 | | | 移动度包括上、下床/婴儿床的能力，以及在没有帮助的情况下使用浴室的能力<br>是：患儿需要家具/墙壁的帮助行走<br>是：患儿需要拐杖、步行器或其他辅助装置走<br>是：患儿需要一到两个人的帮助才能行走<br>是：患儿不到1岁 |

（续表）

| 危险因素 | 是 | 否 | 注 释 |
| --- | --- | --- | --- |
| 父母参与 | | | 父母参与共同预防跌倒，父母教育<br>● 超过80%的住院患儿跌倒发生在照顾者在场时，这是因为医院是个新的或不熟悉的地方，大多数的跌倒发生在下床或去洗手间的时候<br>● 可以使用浴室的呼叫铃或在他人协助下下床 |
| 安全措施 | | | 实施措施<br>● 教育孩子，在他下床时应寻求帮助<br>● 离开孩子时，应拉上床栏<br>● 再次评估家长是否会使用床栏<br>● 房间内要使用夜灯<br>● 根据孩子的生长发育特征选择适合的床<br>● 呼叫铃应在照顾者/孩子伸手可及的范围内<br>● 适当地使用床栏来预防跌倒<br>● 保持房间整洁有序<br>● 将没有家长看护的孩子和跌倒高风险的孩子放置在离护士站近的区域 |

## 4.2.3 应用建议

1. 当上述危险因素回答为“是”时得 1 分，“否”不得分，得分≥1 分提示患儿存在跌倒高风险。

2. 该量表可用于预测住院患儿跌倒的发生，但尚未经过汉化，没有国内应用经验及信效度评价。

# 4.3 Schmidy儿童跌倒风险评估工具（little Schmidy pediatric fall risk assessment index scoring，LS4）

## 4.3.1 量表概况

LS4由美国加利福尼亚大学旧金山(UCSF)儿童医学中心改编自成人Schmidy跌倒评估量表，并在其中增加了儿童跌倒相关的风险因素而形成。2017年修订版中去除了原量表中认知发展维度，现LS4包含4个维度：活动度、排泄情况、疾病相关的跌倒史、现阶段用药情况。评分≥1分时，为跌倒高风险。目前还没有关于该量表敏感度和特异度的报道。

## 4.3.2 工具描述

表4-3 Schmidy住院儿童跌倒评估量表（LS4）

| 项目 | 对应选项 | 得分 |
| --- | --- | --- |
| 活动度 | 行走无障碍，步态协调<br>行走时步态不稳，但无需辅助设备<br>行走或移动要辅助设备的帮助<br>无法行走或移动 | 0分<br>1分<br>1分<br>0分 |
| 排泄情况 | 能自己去厕所<br>能自己去厕所，但伴随大便次数增多或腹泻<br>需要帮助才能去厕所<br>使用尿布 | 0分<br>1分<br>1分<br>0分 |
| 疾病相关的跌倒史 | 没有疾病相关的跌落史<br>有，发生在本次住院前<br>有，发生在本次住院时 | 0分<br>1分<br>1分 |
| 现阶段用药情况 | 在服用抗惊厥药物，如阿片类药物或苯二氮䓬类药物<br>否 | 0分 |

（续表）

| 项　目 | 对应选项 | 得　分 |
| --- | --- | --- |
| | 是 | 1分 |
| 总　分 | | |

## 4.3.3　应用建议

1. 评估的时机为：每次入院时，每个班次和任何病情变化使跌倒风险发生改变时，对患儿的跌倒评估应是动态进行的。

2. 每个条目只对应一个选项，4个条目的分值累加后即为跌倒风险得分。

3. 当总评分≥1分即表示患儿有跌倒的风险，但也不应该仅依靠该评分结果，也应该结合临床情景判断。

# 4.4 静脉评估工具(vain assessment tool,VAT)

## 4.4.1 量表概况

VAT为评估儿童静脉穿刺的难易度工具，包括穿刺部位的可选择性、患儿年龄、静脉通路的预计留置时间、患儿的合作性、患儿家长的合作性、患儿病史6个方面的评估，评分6～10分为轻度穿刺困难，11～12分为中度穿刺困难，>12分为重度穿刺困难。

## 4.4.2 工具描述

表4-4 静脉评估工具（VAT）

| |
|---|
| 1. 穿刺部位的可选择性<br>□0～1处=3分<br>□1～2处=2分<br>□>2处=1分 |
| 2. 患儿年龄<br>□新生儿＜1500g=4分<br>□0～1岁=3分<br>□1～2岁=2分<br>□>2岁=1分 |
| 3. 静脉通路的预计留置时间<br>□7天=3分<br>□3～7天=2分<br>□<3天=1分 |
| 4. 患儿的合作性<br>□非新生儿患者<br>　□不合作/很难约束=3分<br>　□不合作/容易约束=2分<br>　□合作=1分<br>□新生儿患者 |

| |
|---|
| □对照顾耐受性差或者在操作中极度激惹=5分<br>□需要麻醉药止痛或者需氧量高于基线30%=3分<br>□在操作中氧饱和度下降或心动过缓或者需氧量高于基线10%=2分 |
| 5. 患儿家长的合作性<br>□极度焦虑(例如：要求1次成功)=5分<br>□表示关注=2分<br>□能够有效配合或者无所谓=1分 |
| 6. 患儿病史<br>□静脉选择困难：之前使用过PICC/CVC=5分<br>□静脉寻找困难：(肥胖、痉挛、先天性畸形)=4分<br>□脱水=3分<br>□之前有静脉穿刺困难病史=2分<br>□没有任何静脉穿刺问题病史=1分 |
| 分级：<br>Ⅰ级(6～10分)：轻度困难。N1或N2护士尝试2次以及N3护士尝试2次，总数不超过4次<br>Ⅱ级(11～12分)：中度困难。N1或N2护士尝试1次，如不成功，必须要通知<br>N3护士<br>Ⅲ级(>12分)：非常困难。仅接受4次穿刺尝试，而且必须由N3护士执行 |

## 4.4.3 应用建议

1. 该评估量表适用于评估儿童静脉穿刺的难易度。
2. N1,N2,N3指护士的能级。

# 4.5 INS量表（INS phlebitis scale）

## 4.5.1 量表概况

INS量表为1998年美国静脉输液协会（INS）研制出第1版静脉炎量表。INS量表随着时间的推移不断改进，当前版本为从0分（无症状）到4分（所有症状），包括疼痛、红斑、水肿、条索状花纹和条索状静脉，是使用最为广泛的静脉炎评估量表。

## 4.5.2 工具描述

表4-5 INS量表

| 级别 | 临床标准 |
|---|---|
| 0 | 没有症状 |
| 1 | 输液部位发红伴有或不伴有疼痛 |
| 2 | 输液部位疼痛伴有发红和（或）水肿 |
| 3 | 输液部位疼痛伴有发红和（或）水肿，条索状花纹，可触摸到条索状的静脉 |
| 4 | 输液部位疼痛伴有发红和（或）水肿，条索状物花纹，可触及的静脉条索状物长度＞2.5cm，有脓液流出 |

## 4.5.3 应用建议

1. 级别≥1，则被认为发生静脉炎。
2. 每个级别所对应的临床标准可同时发生，也可个别发生。

## 4.6 VIP量表（visual infusion phlebitis scale）

### 4.6.1 量表概况

VIP量表是Jackson于1998年在Maddox和Lundgren的静脉炎量表的基础上制定的。该量表渐进地评估患者是否存在6种症状：疼痛、红斑、肿胀、硬结、触及条索状静脉和皮温高。根据症状的数量依次评分0～5分。

### 4.6.2 工具描述

表4–6 VIP量表

| 评分 | 观察项 |
| --- | --- |
| 0分 | 静脉注射部位正常 |
| 1分 | 静脉注射部位感觉明显异常：<br>● 静脉注射部位周围有轻微疼痛或发红 |
| 2分 | 静脉注射部位感觉明显异常（至少包括以下2项）：<br>● 疼痛<br>● 红斑<br>● 肿胀 |
| 3分 | 以下所有症状异常明显：<br>● 沿静脉导管走向感觉疼痛<br>● 红斑<br>● 硬结 |
| 4分 | 以下所有症状异常明显：<br>● 沿静脉导管走向感觉疼痛<br>● 红斑<br>● 硬结<br>● 可触及条索状静脉 |
| 5分 | 以下所有症状异常明显：<br>● 沿静脉导管走向感觉疼痛 |

（续表）

| 评分 | 观察项 |
|---|---|
| | ● 红斑<br>● 硬化<br>● 可触及条索状静脉<br>● 皮温高 |

## 4.6.3 应用建议

1. 评分≥1分，被认为发生静脉炎，分值越高，静脉炎越显著，症状涉及的范围越广。

2. 每项评分不累加。

## 4.7 外渗评估量表（iInfiltration scale）

### 4.7.1 量表概况

2014年美国静脉输液协会（INS）在其静脉输液护理的核心课程的静脉外渗/渗出章节推荐了外渗评估量表。根据外渗是否存在和外渗的严重程度，将外渗分为0～5等级，等级越高，受累范围越广，症状越显著。

### 4.7.2 工具描述

表4–7 外渗评估量表

| 外渗等级 | 临床标准（体重≤4kg） | 临床标准（体重>4kg） |
| --- | --- | --- |
| 0 | 无症状 | 无症状 |
| 1 | 皮肤发白，触之冷 | 皮肤发白，触之冷 |
| | 水肿<1cm | 水肿<2.5cm |
| | 有或没有疼痛 | 有或没有疼痛 |
| 2 | 皮肤发白，触之冷 | 皮肤发白，触之冷 |
| | 水肿1cm～4cm | 水肿2.5cm～15cm |
| | 有或没有疼痛 | 有或没有疼痛 |
| 3 | 皮肤发白，透亮，触之冷 | 皮肤发白，透亮，触之冷 |
| | 水肿>4cm | 水肿>15cm |
| | 轻度到中度疼痛 | 轻度到中度疼痛 |
| 4 | 皮肤发白，透亮，变色，肿胀，起疱 | 皮肤发白，透亮，变色，肿胀，起疱 |
| | 水肿>4cm，深部凹陷性水肿 | 水肿>15cm，深部凹陷性水肿 |
| | 循环障碍 | 循环障碍 |
| | 任何血液制品，刺激性药物和发疱剂外渗 | 任何血液制品，刺激性药物和发疱剂外渗 |
| | 中度到重度疼痛 | 中度到重度疼痛 |

### 4.7.3 应用建议

量表内容中对外渗等级的评定是递进式的，每个条目的评估内容中存在所描述的任何一种情况则应评估为符合该等级。

## 4.8 穿刺静脉选择标准（criteria for vein selection）

### 4.8.1 量表概况

穿刺静脉选择标准由学者Hughes等在1984年制定，从护士的角度去评估穿刺静脉和置管位置是否令人满意，将静脉分为：理想的静脉、满意的静脉和不满意的静脉；不同条件的静脉的穿刺位置再区分为最佳位置、次选位置和不满意的位置。该工具操作简便，具有临床实践意义。

### 4.8.2 工具描述

表4-8 穿刺静脉选择标准

| | 穿刺静脉选择标准 |
|---|---|
| 满意 | 理想静脉/最佳位置：大、粗、柔软、有弹性的前臂静脉 |
| ↓ | 理想静脉/次选位置：大、粗、柔软、有弹性的手背静脉或肘窝静脉 |
| ↓ | 满意的静脉/最佳位置：小、细的前臂静脉 |
| ↓ | 满意的静脉/不满意的位置：小、细的手背静脉，不可见的前臂静脉 |
| 不满意 | 不满意的静脉/不满意的位置：小，脆性大的前臂和手背静脉，肉眼无法看见血管的前臂/手背静脉 |

### 4.8.3 应用建议

1. 该标准适用于在静脉输注化疗药物时对于置管部位的选择评估。

2. 当选择置管静脉时，同时应考虑该静脉在本次穿刺置管前24h未被使用过。

3. 当一次穿刺置管失败后，下一次穿刺部位应高于本次置管的部位。

# 4.9 中心静脉导管堵管预测评分法则（scoring algorithm for predication of central venous catheter occlusion）

## 4.9.1 量表概况

中心静脉导管堵管预测评分法由学者Revel-Vilk等在2010年制定，目的为预测中心静脉导管血栓性堵管发生。该工具是分两部分计分，第一部分为导管堵塞的危险因素评估，根据危险因素下设的不同选项赋值，内容包括：中心静脉导管的种类，导管头端位置和血栓家族史；第二部分的评估分值基于第一部分各条目累加所得的原始分，再换算为最终分值。操作简便，易于使用。

## 4.9.2 工具描述

表4-9 中心静脉导管堵管预测评分法则

| 第一部分 | |
|---|---|
| 条目 | 得分 |
| 中心静脉导管的种类<br>● 希克文（Hickman）导管<br>● 静脉输液港（Port）<br>● 经外周穿刺的中心静脉导管 | <br>2分<br>1分<br>0分 |
| 导管头端位置<br>● 上腔静脉（上段）<br>● 右心房以及上腔静脉与右心房交界处 | <br>1分<br>0分 |
| 血栓家族史<br>● 有<br>● 无 | <br>1分<br>0分 |
| 第二部分 | |
| 基于第一部分累加分值<br>● 3～4<br>● 1～2<br>● 0 | 总分<br>2分<br>1分<br>0分 |

## 4.9.3 应用建议

1. 该评价标准更适用于接受化疗的肿瘤患儿（儿童和青少年）以及接受造血干细胞移植的患儿（儿童和青少年）。

2. 在第二部分中，危险度评分基于第一部分各条目的分值累加，分值越高，风险越高。

3. 虽然该评分法则有着较为系统完整的评分方法，但因未见该评分法则在其他研究中的验证与应用，其有效性有待考证。

## 参考文献

[1] Hill-Rodriguez D, Messmer PR, Williams PD, et al. The Humpty Dumpty Falls Scale: A case-Control Study [J]. J Spec Pediatr Nurs, 2009, 14(1):22-32.

[2] Razmus I, Wilson D, Smith R, et al. Falls in Hospitalized Children [J]. Pediatric nursing, 2006, 32(6):568-572.

[3] Franck LS, Gay CL, Cooper B, et al. The Little Schmidy Pediatric Hospital Fall Risk Assessment Index: A diagnostic accuracy study [J].Int J Stud, 2017, 68(1):51-59.

[4] Infusion Nurses Society (2016) Infusion nursing standards of practice. J Infus Nurs, 2016, 39 (1S), S95-S97.

[5] Jackson A. Infection control-a battle in vein: infusion phlebitis [J]. Nurs Times, 1998, 94(4):68-71.

[6] Alexander M, Corrigan A, Gorski LA, et al. Core Curriculum for Infusion Nursing [M]. 2014, Lippincott Williams & Wilkins.

[7] Hughes CB. Giving cancer drugs IV: some guidelines [J]. Am J Nurs, 1986, 86(1): 34-38.

# 第5部分 社会心理评估

## 5.1 Achenbach儿童行为量表 (child behavior checklist，CBCL)

### 5.1.1 量表概况

CBCL量表又称儿童行为清单，该儿童行为量表于1970年首先在美国使用，1983年出版了使用手册。适应于评价不同国度的儿童的社交能力和行为问题，是在众多的儿童行为量表中用得较多、内容较全面的一种。CBCL量表包括家长、教师和儿童自评三种量表（智龄在10岁以上），其中家长填写的使用经验最多，主要是用于家长对子女的评估，能够发现不同性别、年龄段的不同行为问题。

### 5.1.2 工具描述

表5-1 Achenbach儿童行为量表(CBCL)

<table>
<tr><th colspan="3">第一部分 一般项目</th></tr>
<tr><td>儿童姓名：</td><td>性别：□男<br>□女</td><td>年龄：</td></tr>
<tr><td>年级：</td><td>种族：</td><td>出生日期： 年 月 日</td></tr>
<tr><td colspan="3">父母职业（请填具体，例如车工、鞋店售货员、主妇等）</td></tr>
<tr><td>父亲职业：</td><td>母亲职业:</td><td></td></tr>
<tr><td colspan="2">填表者：□父□母□其他人：________</td><td>填表日期： 年 月 日</td></tr>
<tr><th colspan="3">第二部分 社会能力</th></tr>
<tr><td colspan="3">Ⅰ.（1）请列出你孩子最爱好的体育运动项目（例如游泳、棒球等）：<br>□无爱好 □爱好：a. b. c.</td></tr>
<tr><td colspan="3">（2）与同龄儿童相比，他（她）在这些项目上花去时间多少？<br>□不知道 □较少 □一般 □较多</td></tr>
</table>

（续表）

| |
|---|
| （3）与同龄儿童相比，他(她)的运动水平如何？<br>□不知道　　□较低　　□一般　　□较高 |
| Ⅱ.（1）请列出你孩子在体育运动以外的爱好（如集邮、看书、弹琴等，不包括看电视）<br>□无爱好　　□爱好：a.　　b.　　c. |
| （2）与同龄儿童相比，他（她）花在这些爱好上的时间多少？<br>□不知道　　□较少　　□一般　　□较多 |
| （3）与同龄儿童相比，他（她）的爱好水平如何？<br>□不知道　　□较低　　□一般　　□较高 |
| Ⅲ.（1）请列出你孩子参加的组织、俱乐部、团队或小组的名称。<br>□未参加　　□参加：a.　　b.　　c. |
| （2）与同龄的参加者相比，他（她）在这些组织中的活跃程度如何？<br>□不知道　　□较差　　□一般　　□较高 |
| Ⅳ.（1）请列出你孩子有无干活或打零工的情况（例如送报、帮人照顾小孩、帮人搞卫生等）<br>□没有　　□有：a.　　b.　　c. |
| (2)与同龄儿童相比，他（她）工作质量如何？<br>□不知道　　□较差　　□一般　　□较好 |
| Ⅴ.（1）你孩子有几个要好的朋友？<br>□无　　□1个　　□2～3个　　□4个及以上 |
| （2）你孩子与这些朋友每星期大概在一起几次？<br>□不到一次　　□1～2次　　□3次及以上 |
| Ⅵ. 与同龄儿童相比，你孩子在下列方面表现如何？<br>　　　　　　　　　较差　差不多　较好<br>a. 与兄弟姐妹相处　□　□　□<br>b. 与其他儿童相处　□　□　□<br>c. 对父母的行为　□　□　□<br>d. 自己工作和游戏　□　□　□ |

（续表）

| | | | | |
|---|---|---|---|---|
| Ⅶ.（1）当前学习成绩（对6岁以上儿童而言）□未上学 | | | | |
| | 不及格 | 中等以下 | 中等 | 中等以上 |
| a. 阅读课 | □ | □ | □ | □ |
| b. 写作课 | □ | □ | □ | □ |
| c. 算术课 | □ | □ | □ | □ |
| d. 拼音课 | □ | □ | □ | □ |
| 其他课（如历史、地理、常识、外语等） | | | | |
| d. | □ | □ | □ | □ |
| e. | □ | □ | □ | □ |
| f. | □ | □ | □ | □ |

（2）你孩子是否在特殊班级？

□不是　　□是，什么性质＿＿＿＿＿

（3）你孩子是否留级？

□没有　　□留过，几年级留级＿＿＿＿＿；留级理由＿＿＿＿＿

（4）你孩子在学校里有无学习或其他问题（不包括上面三个问题）？

□没有

□有问题，问题内容＿＿＿＿＿＿；问题何时开始？＿＿＿＿＿＿

问题是否已解决？□未解决　　□已解决何时解决：＿＿＿＿＿＿

## 第三部分　行为问题

Ⅷ. 以下是描述你孩子的项目。只根据最近半年内的情况描述。每一项目后面都有三个数字（0，1，2），如你孩子明显有或经常有此项表现，圈2；如无此项表现，圈0。

| 题号 | 行为表现 | 分值（分） | | | 题号 | 行为表现 | 分值（分） | | |
|---|---|---|---|---|---|---|---|---|---|
| 1 | 行为幼稚与其年龄不符 | 0 | 1 | 2 | 2 | 过敏性症状（填写具体表现） | 0 | 1 | 2 |
| 3 | 喜欢争论 | 0 | 1 | 2 | 4 | 哮喘病 | 0 | 1 | 2 |
| 5 | 举动异象性 | 0 | 1 | 2 | 6 | 随地大便 | 0 | 1 | 2 |
| 7 | 喜欢吹牛或自夸 | 0 | 1 | 2 | 8 | 精神不集中，注意力不能持久 | 0 | 1 | 2 |

（续表）

| | | | | | | | | | |
|---|---|---|---|---|---|---|---|---|---|
| 9 | 老是想某些事情不能摆脱，强迫观念 | 0 | 1 | 2 | 10 | 坐立不安、活动过多 | 0 | 1 | 2 |
| 11 | 喜欢缠着大人或过分依赖 | 0 | 1 | 2 | 12 | 常说感到寂寞 | 0 | 1 | 2 |
| 13 | 糊里糊涂，如在云里雾中 | 0 | 1 | 2 | 14 | 常常哭叫 | 0 | 1 | 2 |
| 15 | 虐待动物 | 0 | 1 | 2 | 16 | 虐待、欺侮别人或吝啬 | 0 | 1 | 2 |
| 17 | 好做白日梦或呆想 | 0 | 1 | 2 | 18 | 故意伤害自己或企图自杀 | 0 | 1 | 2 |
| 19 | 需要别人经常注意自己 | 0 | 1 | 2 | 20 | 破坏自己的东西 | 0 | 1 | 2 |
| 21 | 破坏家里或其他儿童的东西 | 0 | 1 | 2 | 22 | 在家不听话 | 0 | 1 | 2 |
| 23 | 在校不听话 | 0 | 1 | 2 | 24 | 不肯好好吃饭 | 0 | 1 | 2 |
| 25 | 不与其他儿童好好相处 | 0 | 1 | 2 | 26 | 有不良行为后不感到内疚 | 0 | 1 | 2 |
| 27 | 易嫉妒 | 0 | 1 | 2 | 28 | 吃喝不能作为食物的东西 | 0 | 1 | 2 |
| 29 | 除怕上学外，还害怕某些动物、处境或地方 | 0 | 1 | 2 | 30 | 怕上学 | 0 | 1 | 2 |

（续表）

| | | | | | | | | | |
|---|---|---|---|---|---|---|---|---|---|
| 31 | 怕自己想坏念头或做坏事 | 0 | 1 | 2 | 32 | 觉得自己十全十美 | 0 | 1 | 2 |
| 33 | 觉得或抱怨没有人喜欢自己 | 0 | 1 | 2 | 34 | 觉得别人存心捉弄自己 | 0 | 1 | 2 |
| 35 | 觉得自己无用或有自卑感 | 0 | 1 | 2 | 36 | 身体经常弄伤，容易出事故 | 0 | 1 | 2 |
| 37 | 经常打架 | 0 | 1 | 2 | 38 | 常被人戏弄 | 0 | 1 | 2 |
| 39 | 爱和出麻烦的儿童在一起 | 0 | 1 | 2 | 40 | 听到某些实际上没有的声音 | 0 | 1 | 2 |
| 41 | 冲动或行为粗鲁 | 0 | 1 | 2 | 42 | 喜欢孤独 | 0 | 1 | 2 |
| 43 | 撒谎或欺骗 | 0 | 1 | 2 | 44 | 咬指甲 | 0 | 1 | 2 |
| 45 | 神经过敏，容易激动或紧张 | 0 | 1 | 2 | 46 | 动作紧张或带有抽动性 | 0 | 1 | 2 |
| 47 | 做噩梦 | 0 | 1 | 2 | 48 | 不被其他儿童喜欢 | 0 | 1 | 2 |
| 49 | 便秘 | 0 | 1 | 2 | 50 | 过度恐惧或担心 | 0 | 1 | 2 |
| 51 | 感到头昏 | 0 | 1 | 2 | 52 | 过分内疚 | 0 | 1 | 2 |
| 53 | 吃得过多 | 0 | 1 | 2 | 54 | 过分疲劳 | 0 | 1 | 2 |
| 55 | 身体过重 | 0 | 1 | 2 | 56a | 找不出原因的躯体症状：疼痛 | 0 | 1 | 2 |
| 56b | 找不出原因的躯体症状：头痛 | 0 | 1 | 2 | 56c | 找不出原因的躯体症状：恶心想吐 | 0 | 1 | 2 |

（续表）

| | | | | | | | | | |
|---|---|---|---|---|---|---|---|---|---|
| 56d | 找不出原因的躯体症状：眼睛有问题（不包括近视、器质性眼病） | 0 | 1 | 2 | 56e | 找不出原因的躯体症状：发疹或其他皮肤病 | 0 | 1 | 2 |
| 56f | 找不出原因的躯体症状：腹部疼痛或绞痛 | 0 | 1 | 2 | 56g | 找不出原因的躯体症状：呕吐 | 0 | 1 | 2 |
| 56h | 找不出原因的躯体症状：其他（说明内容） | 0 | 1 | 2 | 57 | 对别人身体进行攻击 | 0 | 1 | 2 |
| 58 | 挖鼻孔、皮肤或身体其他部分 | 0 | 1 | 2 | 59 | 公开玩弄自己的生殖器 | 0 | 1 | 2 |
| 60 | 过多地玩弄自己的生殖器 | 0 | 1 | 2 | 61 | 功课差 | 0 | 1 | 2 |
| 62 | 动作不灵活 | 0 | 1 | 2 | 63 | 喜欢和年龄较大的儿童在一起 | 0 | 1 | 2 |
| 64 | 喜欢和年龄较小的儿童在一起 | 0 | 1 | 2 | 65 | 不肯说话 | 0 | 1 | 2 |
| 66 | 不断重复某些动作，强迫行为 | 0 | 1 | 2 | 67 | 离家出走 | 0 | 1 | 2 |
| 68 | 经常尖叫 | 0 | 1 | 2 | 69 | 守口如瓶，有事不说出来 | 0 | 1 | 2 |
| 70 | 看到某些实际上没有的东西 | 0 | 1 | 2 | 71 | 感到不自然或容易发窘 | 0 | 1 | 2 |
| 72 | 玩火（包括玩火柴或打火机等） | 0 | 1 | 2 | 73 | 性方面存在问题 | 0 | 1 | 2 |

（续表）

| | | | | | | | | | |
|---|---|---|---|---|---|---|---|---|---|
| 74 | 夸耀自己或胡闹 | 0 | 1 | 2 | 75 | 害羞或胆小 | 0 | 1 | 2 |
| 76 | 比大多数孩子睡得少 | 0 | 1 | 2 | 77 | 比大多数孩子睡得多(不包括赖床) | 0 | 1 | 2 |
| 78 | 玩弄粪便 | 0 | 1 | 2 | 79 | 言语问题(例如口齿不清等) | 0 | 1 | 2 |
| 80 | 茫然凝视 | 0 | 1 | 2 | 81 | 在家偷东西 | 0 | 1 | 2 |
| 82 | 在外偷东西 | 0 | 1 | 2 | 83 | 收藏自己不需要的东西(不包括集邮等爱好) | 0 | 1 | 2 |
| 84 | 怪异行为(不包括其他条提及到的) | 0 | 1 | 2 | 85 | 怪异想法(不包括其他条已提及过的) | 0 | 1 | 2 |
| 86 | 固执、绷着脸或容易激怒 | 0 | 1 | 2 | 87 | 情绪突然变化 | 0 | 1 | 2 |
| 88 | 常常生气 | | | | 89 | 多疑 | 0 | 1 | 2 |
| 90 | 咒骂或讲粗话 | | | | 91 | 声言要自杀 | 0 | 1 | 2 |
| 92 | 说梦话或有梦游 | | | | 93 | 话太多 | 0 | 1 | 2 |
| 94 | 常戏弄别人 | 0 | 1 | 2 | 95 | 乱发脾气或脾气暴躁 | 0 | 1 | 2 |
| 96 | 对性的问题想得太多 | 0 | 1 | 2 | 97 | 威胁他人 | 0 | 1 | 2 |
| 98 | 吮吸大拇指 | 0 | 1 | 2 | 99 | 过分要求整齐清洁 | 0 | 1 | 2 |
| 100 | 睡眠不好 | 0 | 1 | 2 | 101 | 逃学 | 0 | 1 | 2 |

（续表）

| | | | | | | | | | |
|---|---|---|---|---|---|---|---|---|---|
| 102 | 不够活跃，动作迟钝或精力不足 | 0 | 1 | 2 | 103 | 闷闷不乐，悲伤或抑郁 | 0 | 1 | 2 |
| 104 | 说话声音特别大 | 0 | 1 | 2 | 105 | 喝醉或使用成瘾药 | 0 | 1 | 2 |
| 106 | 损坏公物 | 0 | 1 | 2 | 107 | 白天遗尿 | 0 | 1 | 2 |
| 108 | 夜间遗尿 | 0 | 1 | 2 | 109 | 爱哭诉 | 0 | 1 | 2 |
| 110 | 希望成为异性 | 0 | 1 | 2 | 111 | 孤独、不合群 | 0 | 1 | 2 |
| 112 | 忧虑重重 | 0 | 1 | 2 | 113 | 你的孩子还存在上面未提及其他问题 | 0 | 1 | 2 |

## 5.1.3 应用建议

1. 家长用，适用于4～16岁儿童。

2. 第一部分的项目不记分，据认为父母亲的职业最能代表儿童家庭的社会经济情况，因此，第一部分“一般项目”中只着重此条。

3. 第二部分的项目除个别条目外，均需记分，其记分方法如下：

Ⅰ（1）：无爱好或一种爱好记0分，两种爱好记1分，三种或以上记2分；

Ⅰ（2）及Ⅰ（3）：不知道不记分，低于一般记0分，一般记1分，高于一般记2分。（2）及（3）的分数加起来求出平均数，作为这一项的分数；

Ⅱ（1）：记分法同Ⅰ（1）；

Ⅱ（2）及Ⅱ（3）：记分法同Ⅰ（2）及Ⅰ（3）；

Ⅲ（1）：记分法同Ⅰ（1）；

Ⅲ（2）：记分法同Ⅰ（2）及Ⅰ（3）；

Ⅳ（1）：记分法同Ⅰ（1）；

Ⅳ（2）：记分法同Ⅰ（1）及Ⅰ（2）；

Ⅴ（1）：无或一个记0分，二、三个记1分；四个或以上记2分；

Ⅴ（2）：不到一次记0分，二、三个记1分；三次以上记2分；

Ⅵ：较差记0分，差不多记1分，较好记2分，把a、b、c的三个分数加起来求出平均分，作为一个分数，d的记分方法同上，另作一个分数（即Ⅵ项有两个分数）；

Ⅶ（1）：不及格记0分，中等以下记1分，中等记2分，中等以上记3分。把各项分数加起来求出平均数，作为Ⅶ（1）的分数。

Ⅶ（2）：不是记1分，是记0分；

Ⅶ（3）：没有记1分，留过记0分；

Ⅶ（4）：没有记1分，有问题记0分；

第二部分的内容又被归纳为三个因子，即活动情况（包括第Ⅰ、

Ⅱ、Ⅳ条)，社交情况(第Ⅲ、Ⅴ、Ⅵ条)及学校情况(第Ⅶ条)。社会能力的分数越高越好，但绝大多数的分数处于(30～55分)，低于30分被认为可疑异常。

4. 第三部分是这一量表的重点部分。每一条行为问题都有一个分数(0、1和2分)称为粗分，把113条的粗分加起来，称为总粗分，分数越高，行为问题越大，越低则行为问题越小。根据大样本的统计分析，可以算出一个正常上限(不需下限)，例如4～5、6～11、12～16岁男孩的总粗分上限分别为42、40～42和38，同龄女孩的上限分别为42～45、37～41和37。超过这个上限分数的，则应做进一步检查。

## 5.2 Conners儿童行为问卷 (Conners' behavior rating scale)

### 5.2.1 量表概况

Conners儿童行为问卷(父母用量表,PSQ)是由美国学者Conners于1969年编制的父母用儿童行为评定量表,主要用来筛选儿童的问题行为,特别是多动症问题。原有93个条目,在1978年由Goytle、Conners和Ulrieh共同进行修订后,条目减少到48条。我国于80年代由徐韬园等人引入临床使用,其信度、效度已经过广泛的检验,能满足一般需要。

### 5.2.2 工具描述

表5-2 Conners儿童行为问卷(父母用量表,PSQ)

| 项目 | | 程度 | | | |
|---|---|---|---|---|---|
| | | 无 | 稍有 | 相当多 | 很多 |
| 1 | 某种小动作(如咬指甲、吸手指、拉头发、拉衣服上的布毛) | | | | |
| 2 | 对大人粗鲁无礼 | | | | |
| 3 | 在交朋友或保持友谊上存在问题 | | | | |
| 4 | 易兴奋、易冲动 | | | | |
| 5 | 爱指手画脚 | | | | |
| 6 | 吸吮或咬嚼(拇指、衣服、毯子) | | | | |
| 7 | 容易或经常哭叫 | | | | |
| 8 | 脾气很大 | | | | |
| 9 | 白日梦 | | | | |
| 10 | 学习困难 | | | | |
| 11 | 局促不安 | | | | |

（续表）

| 项目 | | 程度 | | | |
|---|---|---|---|---|---|
| | | 无 | 稍有 | 相当多 | 很多 |
| 12 | 惧怕（新环境、陌生人、陌生地方、上学） | | | | |
| 13 | 坐立不安，经常"忙碌" | | | | |
| 14 | 破坏性 | | | | |
| 15 | 撒谎或捏造情节 | | | | |
| 16 | 怕羞 | | | | |
| 17 | 造成的麻烦比同龄孩子多 | | | | |
| 18 | 说话与同龄儿童不同（像婴儿说话、口吃、别人不易听懂） | | | | |
| 19 | 抵赖错误或归罪他人 | | | | |
| 20 | 好争吵 | | | | |
| 21 | 噘嘴和生气 | | | | |
| 22 | 偷窃 | | | | |
| 23 | 不服从或勉强服从 | | | | |
| 24 | 忧虑比别人多（忧虑、孤独、疾病、死亡） | | | | |
| 25 | 做事有始无终 | | | | |
| 26 | 感情易受损害 | | | | |
| 27 | 欺凌别人 | | | | |
| 28 | 不能停止重复性活动 | | | | |
| 29 | 残忍 | | | | |
| 30 | 稚气或不成熟（自己会的事要人帮忙，依缠别人，常需别人鼓励、支持） | | | | |

（续表）

| 项目 | | 程度 | | | |
|---|---|---|---|---|---|
| | | 无 | 稍有 | 相当多 | 很多 |
| 31 | 容易分心或注意力不集中成为一个问题 | | | | |
| 32 | 头痛 | | | | |
| 33 | 情绪变化迅速剧烈 | | | | |
| 34 | 不喜欢或不遵从纪律或约束 | | | | |
| 35 | 经常打架 | | | | |
| 36 | 与兄弟姐妹不能很好相处 | | | | |
| 37 | 在努力中容易泄气 | | | | |
| 38 | 妨碍其他儿童 | | | | |
| 39 | 基本上是一个不愉快的小孩 | | | | |
| 40 | 有饮食问题（食欲不佳、进食中常跑开） | | | | |
| 41 | 胃痛 | | | | |
| 42 | 有睡眠问题（不能入睡、早醒、夜间起床） | | | | |
| 43 | 其他疼痛 | | | | |
| 44 | 呕吐或恶心 | | | | |
| 45 | 感到在家庭圈子中被欺骗 | | | | |
| 46 | 自夸和吹牛 | | | | |
| 47 | 让自己别受人欺骗 | | | | |
| 48 | 有大便问题（腹泻、排便、不规则、便秘） | | | | |

## 5.2.3 应用建议

1. “程度”项的记分方法：无，记0分；稍有，记1分；相当多，记2分；很多，记3分。

2. 主要用于测查3～17岁儿童及青少年的行为问题。每项目分0～3四级评分，0:没有此问题；1:偶尔有一点或表现轻微；2:常常出现或较严重；3:很常见或十分严重。将项目得分相加除以项目数即为Z分。最后评定出品行问题、学习问题、心身问题、冲动一多动、焦虑和多动指数6个因子。量表的记分及计算方式比较简单，用$X\pm 2SD$来代表正常范围（$X$为原始分数平均数）。

| 因子 | 行为 | 项目 |
|---|---|---|
| Ⅰ | 品行行为 | 2 8 14 19 20 21 22 23 27 33 34 39 |
| Ⅱ | 学习问题 | 10 25 31 37 |
| Ⅲ | 心神障碍 | 32 41 43 44 48 |
| Ⅳ | 冲动－多动 | 12 16 24 47 |
| Ⅴ | 焦虑 | 12 16 24 47 |
| 多动指数 | | 4 7 11 13 14 25 31 33 37 38 |

## 5.3 Rutter儿童行为问卷
## (Rutter's children behavior questionnaire)

### 5.3.1 量表概况

Rutter儿童行为问卷(父母问卷)是由Rutter于1967年初编制而成的,包括父母问卷和教师问卷两种。该问卷有较好的信度和效度,简单明确,易于掌握,其灵敏性、特异性和总效率均很高,它可以较好地适用于学龄儿童的儿童行为问题的流行病学调查研究的工作,可以较好地适用于区别儿童的情绪和行为问题及区别儿童有无精神障碍。

### 5.3.2 工具描述

表5-3 Rutter儿童行为问卷(父母问卷)

| |
|---|
| (一)有关健康问题(1-8项)<br>0=从来没有 1=有时出现,达不到每周一次 2=至少每周一次 |
| 1. 头痛( )<br>N 2.肚子痛或呕吐( )<br>3. 气管哮喘或哮喘发作( )<br>4. 尿床或尿裤子( )<br>5. 大便在床上或裤子里( )<br>6. 发脾气(伴随叫喊或发怒动作)( )<br>N 7.到学校就哭或拒绝上学( )<br>8. 逃学( ) |
| (二)其他行为问题<br>0=从来没有 1=轻微或有时有 2=严重或经常出现 |
| 9. 非常不安,难以较长时间静坐( )<br>10. 动作多,乱动,坐立不安( )<br>A 11. 经常破坏自己或别人的东西( )<br>12. 经常与别的儿童打架,或争吵( )<br>13. 别的儿童不喜欢( )<br>N 14.经常烦恼,对许多事都心烦( ) |

（续表）

15. 经常一个人待着(　　)
16. 易激惹或勃然大怒(　　)
17. 经常表现痛苦、流泪、不愉快或忧伤(　　)
18. 面部或肢体抽动、作态(　　)
19. 经常吮吸拇指或手指(　　)
20. 经常咬指甲或手指(　　)
A21. 经常不听管教(　　)
22. 做事拿不定主意(　　)
N23. 害怕新事物和新环境(　　)
24. 神经质或过分特殊(　　)
A25.时常说谎(　　)
A26.欺负别的孩子(　　)

（三）日常生活的某些习惯问题

0=从来没有　　1=轻微或有时有　　2=程度严重或经常出现

27. 有没有口吃（说话结巴）(　　)
28. 有没有言语困难，而不是口吃（如表达自己的或转述别人的话有困难）(　　)
如果有请描述其困难程度：________(　　)
A29. 是否偷过东西(　　)
① 不严重，偷小东西如钢笔、糖、玩具少量
② 偷大东西
③ 上述两类全偷
① 在家里偷
② 在外边偷
③ 在家里及外面都偷
① 自己一个人偷
② 与别人一起偷
③ 有时自己，有时与别人一起偷
30. 有没有进食不正常________
如果有是① 偏食② 进食少③ 进食过多。其他，请描述________
N31. 有没有睡眠困难(　　)
如果有是① 入睡困难② 早晨早醒③ 夜间惊醒，其他，请描述________
29，30，31三项各有①②③请在“是”的项目前面划“√”

总分：　　A得分：　　N得分：

### 5.3.3 应用建议

1. Rutter儿童行为问卷内容包括一般健康问题和行为问题两方面，问卷将行为问题分为两大类，第一类包括（a）经常破坏自己和别人的东西；（b）经常不听管教；（c）时常说谎；（d）欺负别的孩子；（e）偷东西。问卷将这类问题称为“A行为”（Antisocial Behaviour，即违纪行为或反社会行为）。第二类包括（a）肚子疼和呕吐；（b）经常烦恼，对许多事情都烦；（c）害怕新食物和新环境；（d）到学校就哭，或拒绝上学；（e）睡眠障碍。问卷将这类问题称为“N行为”（Neurotic Behaviour，即神经症行为）。

2. 问卷评分分为三级："0"分：指从来没有这种情况；"1"分：指有时有，或每周不到一次，或症状轻微；"2"分：症状严重或经常出现，或至少每周一次，Rutter儿童行为量表，父母问卷总分的最高分为62分。根据原量表，父母问卷以13分为临界值。

（1）高于13分：该儿童可能存在行为问题。

i. 当违纪行为分大于神经症行为分时：

可能为违纪行为型，即A行为，他可能具有违纪行为或反社会行为，包括经常破坏自己和别人的东西、不听管教、时常说谎、欺负别的孩子、偷东西等。建议帮助孩子调整行为活动，制定一些简单易遵守的规则，并监督孩子，和其一起完成。

ii. 当神经症行为分大于违纪行为分时：

可能为神经症行，即N行为，他可能具有神经症行为，包括肚子疼、经常烦恼、害怕新食物和新环境、到学校就哭或拒绝上学、睡眠障碍等。建议首先带孩子做相应身体检查，确保无器质性病变后，帮助孩子调整行为活动，帮助他一起尝试新食物和新环境，多关心孩子，给他多一些安全感。

iii. 两者分数相等时：

可能为混合型，即同时具备两种行为，即A行为和N行为。建议以上两条相加。

（2）低于13分：该儿童无行为问题。

## 5.4 匹兹堡睡眠质量指数 （Pittsburgh sleep quality index, PSQI）

### 5.4.1 量表概况

PSQI是美国匹兹堡大学医学中心精神科睡眠和生物节律研究中心睡眠专家Buysse DJ等于1993年编制的，该量表将睡眠的质和量结合在一起，评价睡眠障碍患者、精神障碍患者及一般人群的睡眠质量。我国刘贤臣等于1996年将量表译成中文，并进行了信效度检测，表明PSQI有较好的内部一致性、重测信度和效度，且PSQI与多导睡眠脑电图的测评结果相关性较高。

### 5.4.2 工具描述

表5-4 匹兹堡睡眠质量指数（PSQI）

| |
|---|
| 1. 过去1个月你通常上床睡觉的时间是？ 上床睡觉的时间是＿＿＿＿＿＿＿ |
| 2. 过去1个月你每晚通常要多长时间（分钟）才能入睡？ 多少分钟＿＿＿＿＿＿＿ |
| 3. 过去1个月每天早上通常什么时候起床？ 起床时间＿＿＿＿＿＿＿ |
| 4. 过去1个月你每晚实际睡眠的时间有多少？ 每晚实际睡眠的时间＿＿＿＿＿＿＿ |
| 5. 过去1个月你是否因为以下问题而经常睡眠不好（从以下每一个问题中选一个最符合你的情况作答，打“√”）：<br>a）入睡困难（30min内不能入睡）：□无 □＜1次/周 □1～2次/周 □≥3次/周<br>b）夜间易醒或早醒：□无 □＜1次/周 □1～2次/周 □≥3次/周<br>c）夜间去厕所：□无 □＜1次/周 □1～2次/周 □≥3次/周<br>d）呼吸不畅：□无 □＜1次/周 □1～2次/周 □≥3次/周<br>e）咳嗽或鼾声高：□无 □＜1次/周 □1～2次/周 □≥3次/周 |

（续表）

| |
|---|
| f）感觉冷：□无　□＜1次/周　□1～2次/周　□≥3次/周<br>g）感觉热：□无　□＜1次/周　□1～2次/周　□≥3次/周<br>h）做噩梦：□无　□＜1次/周　□1～2次/周　□≥3次/周<br>i）疼痛不适：□无　□＜1次/周　□1～2次/周　□≥3次/周<br>j）其他影响睡眠的事情：□无　□＜1次/周　□1～2次/周　□≥3次/周<br>k）如有，请说明：________ |
| 6. 近1个月，总的来说，您认为您的睡眠质量：________ |
| 7. 近1个月，您用药物催眠的情况：□无　□＜1次/周　□1～2次/周　□≥3次/周 |
| 8. 近1个月，您常感到困倦吗？□无　□＜1次/周　□1～2次/周　□≥3次/周<br>9. 近1个月您做事情的精力不足吗？□无　□＜1次/周　□1～2次/周　□≥3次/周 |
| 10. 你是与人同睡一床（睡觉同伴，包括配偶）或有室友？<br>如果你是与人同睡一床或有室友，请询问他（她）你过去1个月是否出现以下情况：<br>a）你在睡觉时，有无打鼾声：<br>□无　□＜1次/周　□1～2次/周　□≥3次/周<br>b）在你睡觉时，呼吸之间有没有长时间停顿：<br>□无　□＜1次/周　□1～2次/周　□≥3次/周<br>c）在你睡觉时，你的腿是否有抽动或者有痉挛：<br>□无　□＜1次/周　□1～2次/周　□≥3次/周<br>d）在你睡觉时是否出现不能辨认方向或混乱状态：<br>□无　□＜1次/周　□1～2次/周　□≥3次/周<br>e）在你睡觉时是否有其他睡不安宁的情况，请描述：________<br>□无　□＜1次/周　□1～2次/周　□≥3次/周 |

## 5.4.3　应用建议

1. PSQI用于评定被试者最近1个月的睡眠质量，因此，在测评时，应强调是“最近1个月”的睡眠情况，同时，避免在1个月内进行2次或多次测评。

2. 量表共由19个自评和5个他评条目构成，在告知指导语后，对于前9个问题，可让被试者自己填写，或由工作人员逐条念给被试者，根据被试者的口头回答代为填写。对于第10题中的各个条目，需由被试者同住一室的人进行他评。如果被试者独居一室，第10题中的各个条目可不进行评定。其中第19个自评条目和5个他评条目不参与计分，在此仅介绍参与计分的18个自评条目。18个条目组成7个成分，每个成分按0～3等级计分，计分方法不同于其他量表，并非各个条目得分的简单相加，各因子的计分方法各不相同，应遵照说明计算因子分。累积各成分得分为PSQI总分，总分范围为0～21，得分越高，表示睡眠质量越差。

3. 各成分含意及计分方法如下：

因子1：主观睡眠质量：

根据条目6的应答计分“较好”计1分，“较差”计2分，“很差”计3分。

因子2：入睡时间

a）条目2的计分为“≤15分”计0分，“16～30分”计1分，“31～60”计2分，“≥60分”计3分。

b）条目5a的计分为“无”计0分，“<1周/次”计1分，“1～2周/次”计2分，“≥3周/次”计3分。

c）累加条目2和5a的计分，若累加分为“0”计0分，“1～2”计1分，“3～4”计2分，“5～6”计3分

因子3：睡眠时间

根据条目4的应答计分，“>7小时”计0分，“6～7”计1分，“5～6”计2分，“<5小时”计3分。

因子4：睡眠效率

a）床上时间＝条目3（起床时间）－条目1（上床时间）

b）睡眠效率＝条目4（睡眠时间）/床上时间 × 100%

c）成分D计分为，睡眠效率>85%计0分，75～84% 计1分，

65～74%计2分，<65% 计3分。

因子5：睡眠紊乱

根据条目5b至5j的计分为“无”计0分，“<1周/次”计1分，“1～2周/次”计2分，“≥3周/次”计3分。累加条目5b至5j的计分，若累加分为“0”则成分E计0分，“1～9”计1分，“10～18”计2分，“19～27”计3分。

因子6：使用催眠药物

根据条目7的应答计分，“无”计0分，“<1周/次”计1分，“1～2周/次”计2分，“≥3周/次”计3分。

因子7：日间功能紊乱

a) 根据条目8的应答计分，“无”计0分，“<1周/次”计1分，“1～2周/次”计2分，“≥3周/次”计3分。

b) 根据条目9的应答计分，“没有”计0分，“偶尔有”计1分，“有时有”计2分，“经常有”计3分。

c) 累加条目8和9的得分，若累加分为“0”则成分G计0分，“1～2”计1分，“3～4”计2分，“5～6”计3分。

PSQI 总分=成分A+成分B+成分C+成分D+成分E+成分F+成分G。

## 5.5 创伤后成长评定量表（posttraumatic growth inventory, PTGI）

### 5.5.1 量表概况

PTGI由美国学者Tedeschi等于1996年研制而来，该量表被德国、日本、荷兰、西班牙等多国翻译修订，并被证实具有较好的信度和效度。量表总Cronbach's α为0.90。此量表共有21个条目，包括与他人关系（Relating to Others）、新的可能性（New Possibilities）、个人力量（Personal Strength）、精神变化（Spiritual Change）和对生活的欣赏（Appreciation of Life）5个维度。该量表采用Likert 6级评分法，1="在应急事件以后，我完全没有感觉到这种改变"，2="在应急事件以后，我感觉到一点点这种改变"，3="在应急事件以后，我感觉到这种改变有一小部分"，4="在应急事件以后，我感觉到这种改变是中等程度"，5="在应急事件以后，我感觉到这种改变比较大"，6="在应急事件以后，我感觉到这种改变非常大"。总分0～105分，分值越高预示创伤后成长越多。

### 5.5.2 工具描述

表5-5 创伤后成长评定量表（PTGI）

| 经历"××事件"后，我认为 | 完全没有（0分） | 非常少（1分） | 少（2分） | 有些（3分） | 多（4分） | 非常多（5分） |
|---|---|---|---|---|---|---|
| 1. 我改变了生命中最重要事物的先后顺序 | | | | | | |
| 2. 我对自己的生命价值有了更多的欣赏（积极认识） | | | | | | |
| 3. 我培养了新的兴趣 | | | | | | |

（续表）

| 经历“××事件”后，我认为 | 完全没有（0分） | 非常少（1分） | 少（2分） | 有些（3分） | 多（4分） | 非常多（5分） |
|---|---|---|---|---|---|---|
| 4. 我有更多依靠自己的感觉 | | | | | | |
| 5. 我对精神事物（信仰、人生观）有了更好的理解 | | | | | | |
| 6. 我明白当我遇到困难时可以得到别人的帮助 | | | | | | |
| 7. 我找到了生命的新方向 | | | | | | |
| 8. 我有与他人更亲近的感觉 | | | | | | |
| 9. 我更愿意表达我的情绪 | | | | | | |
| 10. 我知道我能更好的处理困难 | | | | | | |
| 11. 我能以我的生命做更好的事情 | | | | | | |
| 12. 我更能接受任何事情的最后结果 | | | | | | |
| 13. 我能更好地珍惜每一天 | | | | | | |
| 14. 我更有同情心了 | | | | | | |
| 15. 我对他人有了更多的同情 | | | | | | |
| 16. 我花更多精力在人际关系上 | | | | | | |
| 17. 对需要改变的事物，我更倾向于去改变它 | | | | | | |

（续表）

| 经历“××事件”后，我认为 | 完全没有（0分） | 非常少（1分） | 少（2分） | 有些（3分） | 多（4分） | 非常多（5分） |
|---|---|---|---|---|---|---|
| 18. 我发现自己比想象中的更强 | | | | | | |
| 19. 我体会到人是多么美好 | | | | | | |
| 20. 我更接受自己需要他人 | | | | | | |
| 21. 这次事件给我带来了新的机会 | | | | | | |

### 5.5.3 应用建议

问题问的是经历“××事件”后到现在可能给您带来的变化，请仔细阅读每个句子，然后对应每个题目，选择一个最接近您状况的答案并打上“√”。

1. 应用于意外创伤者的创伤后成长测评。
2. 量表条目内容对儿童的适用性较低。

## 5.6 加州大学洛杉矶分校创伤后应激障碍评估指数（儿童修订版）(the university of California at Los Angeles posttraumatic stress disorder reaction index for DSM-Ⅳ,children version)

### 5.6.1 量表概况

加州大学洛杉矶分校创伤后应激障碍评估指数（儿童修订版）（UCLA PTSD-RI）被广泛应用于儿童创伤后应急障碍（PTSD）症状水平，2018年由中国学者付琳和程锦等进行汉化，具有良好的信度和效度，可用于灾后儿童创伤后应激障碍的评估。UCLA PTSD-RI其评分标准依据美国精神学会诊断标准(DSM—IV)制定。共33个条目，分为两部分，第一部分13个条目，采用“是”(计1分)和“否”(计0分)计分，用于测查个体是否存在创伤暴露；第1I部分20个条目，测查个体的PTSD症状，包括B闯入(Intrusion)、C回避(Avoidance)和D高警觉(Hyperarousal)3个维度，采用0～4点计分(0=从来没有，l=很少，2=有时，3=很多，4=总是)，均为正向计分，得分越高创伤后应激症状越严重。

### 5.6.2 工具描述

表5-6　加州大学洛杉矶分校创伤后应激障碍评估指数（UCLA PTSD-RI）

| 题目 | 得分 |
|---|---|
| 1. 我总是警惕那些我担心的事情发生 | |
| 2. 当有什么让我想起曾经发生的事情时，我会变得很紧张不安、害怕，或悲伤 | |
| 3. 即使我不情愿，那些关于发生的事情的令人不安的想法、图像或者声音也会出现在我脑海里 | |
| 4. 我觉得不高兴，气愤或者愤怒 | |

（续表）

| 题目 | 得分 |
| --- | --- |
| 5. 我做过有关发生的事情的梦或者其他噩梦 | |
| 6. 我觉得我好像又回到事情发生的时候，重新经历那件事 | |
| 7. 我觉得只有自己一个，而不是和朋友们一起 | |
| 8. 我觉得内心孤独，不能与人亲近 | |
| 9. 我试着不谈、不想或者不去感受发生的事情 | |
| 10. 我很难有高兴或喜爱的感觉 | |
| 11. 我很难感到悲伤或者生气 | |
| 12. 我很容易受到惊吓或者大惊小怪，比如当我听到很大的声响或者有什么让我吃惊 | |
| 13.我入睡有困难或者晚上经常醒来 | |
| 14. 我觉得发生那样的事情我有部分责任 | |
| 15. 我记不起有些发生的事情 | |
| 16. 我很难专心或者集中注意力 | |
| 17. 我尽量避开那些让我想到发生的事情的人、地点和事情 | |
| 18. 当有什么让我想起发生的事情时，我身体会有很强的反应，比如心跳加速、心疼或者胃疼 | |
| 19. 因为那件事情，我寿命可能会减短 | |
| 20. 我担心坏事还会发生 | |

## 5.6.3 应用建议

1. 量表中的这些题目，是人们在很坏的事情发生之后可能会出现的问题。测试被测试者最近1个月以来的情况，被测试者选择适当的数字（0，1，2，3或4），表示在过去的一个月中，这些问题是否经常会出现（0=从来没有；1=很少；2=有时；3=很多；4=总是）。

2. 计算量表总分时，不计条目14和20；条目10和11均为情感受限，计分时选择两者中的高分。计算维度分时，条目10和11均为情感受限，计分时选择两者中的高分；条目4和20均为易激惹/生气，计分时选择两者中的高分。

## 5.7 美国儿童生存质量测定量表（the pediatric quality of life inventory measurement models. PedsQL4.0）

### 5.7.1 量表概况

PedsQL由Vami等于1987年开始研制，由测量儿童生存质量共性部分的普适性核心量表( generic core scales )和测量不同疾病儿童生存质量的特异性疾病模块( disease special modules )构成。PedsQL4.0儿童生存质量普适性核心量表包含23个条目，分为4个方面，其中生理功能包含8个条目、情感功能包含5个条目、社会功能包含5个条目，角色(学校表现)功能包含5个条目。

### 5.7.2 工具描述

表5-7 美国儿童生存质量测定量表（PedsQL4.0）

| 生理功能 | 从不 | 几乎不 | 有时候 | 经常 | 一直 |
|---|---|---|---|---|---|
| 步行200米以上有困难 | 0分 | 1分 | 2分 | 4分 | 4分 |
| 跑步有困难 | 0分 | 1分 | 2分 | 4分 | 4分 |
| 参加体育运动或锻炼有困难 | 0分 | 1分 | 2分 | 4分 | 4分 |
| 举大件物品有困难 | 0分 | 1分 | 2分 | 4分 | 4分 |
| 自己洗澡或淋浴有困难 | 0分 | 1分 | 2分 | 4分 | 4分 |
| 做家务有困难( 比如收拾他/她的玩具 ) | 0分 | 1分 | 2分 | 4分 | 4分 |
| 受伤或疼痛 | 0分 | 1分 | 2分 | 4分 | 4分 |
| 体力不佳 | 0分 | 1分 | 2分 | 4分 | 4分 |

| 情感功能 | 从不 | 几乎不 | 有时候 | 经常 | 一直 |
|---|---|---|---|---|---|
| 受伤或疼痛 | 0分 | 1分 | 2分 | 4分 | 4分 |
| 感到悲伤或沮丧 | 0分 | 1分 | 2分 | 4分 | 4分 |

（续表）

| 情感功能 | 从不 | 几乎不 | 有时候 | 经常 | 一直 |
|---|---|---|---|---|---|
| 感到气愤 | 0分 | 1分 | 2分 | 4分 | 4分 |
| 睡眠不好 | 0分 | 1分 | 2分 | 4分 | 4分 |
| 担心有什么事会发生在他/她身上 | 0分 | 1分 | 2分 | 4分 | 4分 |

| 社会功能 | 从不 | 几乎不 | 有时候 | 经常 | 一直 |
|---|---|---|---|---|---|
| 与其他孩子相处有困难 | 0分 | 1分 | 2分 | 4分 | 4分 |
| 其他孩子不愿意和他（她）做朋友 | 0分 | 1分 | 2分 | 4分 | 4分 |
| 被其他孩子戏弄 | 0分 | 1分 | 2分 | 4分 | 4分 |
| 不能完成同龄儿童胜任的事 | 0分 | 1分 | 2分 | 4分 | 4分 |
| 游戏时跟不上其他孩子 | 0分 | 1分 | 2分 | 4分 | 4分 |

| 角色（学校表现） | 从不 | 几乎不 | 有时候 | 经常 | 一直 |
|---|---|---|---|---|---|
| 上课时注意力不集中 | 0分 | 1分 | 2分 | 4分 | 4分 |
| 丢三落四 | 0分 | 1分 | 2分 | 4分 | 4分 |
| 学校活动中跟不上其他同龄人 | 0分 | 1分 | 2分 | 4分 | 4分 |
| 因身体不适而缺课 | 0分 | 1分 | 2分 | 4分 | 4分 |
| 因必须去看病或住院而缺课 | 0分 | 1分 | 2分 | 4分 | 4分 |

### 5.7.3 应用建议

PedsQL 4.0 的每个条目都是询问最近一个月内某一事情发生的频率。每个条目的回答选项分为 0 ~ 4 五个等级，计分时相应转化为 100 ~ 0 分。各方面的分数为该方面下属各条目分数的总和除以所含条目数。总表的分数为各条目分数的总和除以全量表条目数。总分和各方面的分数在 0 ~ 100 分，分值越高，说明生存质量越好。

# 5.8 Feetham家庭功能量表（Feetham family functioning survey，FFFS）

## 5.8.1 量表概况

FFFS是由Roberts和Feetham于1982年研制的，以一般系统论为基础、以家庭为单位来评估患慢性疾病儿童的家庭内外各种关系的一种调查工具。该量表分为3个维度，即：①家庭与社会单元（社区、学校和单位等）的关系；②家庭与家庭内子系统（家务等）的关系；③家庭与个体（父母之间，家长与孩子之间）的关系。共25个条目，每条目包括1个主干和3个问题：a.现在是什么状况；b.应当是什么状况；c.对您来说有多重要；采用Likert等级评分法，从几乎没有到极多划分为7个等级，并分别赋予1～7分。

## 5.8.2 工具描述

表5-8 Feetham家庭功能量表（FFFS）

| 序号 | 评估内容 | 分值 | 得分 |
|---|---|---|---|
| 1 | 与朋友谈论关注的事情 | | |
| 2 | 与亲戚谈论关注的事情 | | |
| 3 | 与配偶相处 | | |
| 4 | 与配偶讨论关心的事情 | | |
| 5 | 与邻居相处 | | |
| 6 | 休闲娱乐 | | |
| 7 | 配偶对家庭活动协助 | | |
| 8 | 亲戚对家庭活动协助 | | |
| 9 | 与医务人员相处 | | |
| 10 | 朋友对家庭活动协助 | | |

（续表）

| 序号 | 评估内容 | 分值 | 得分 |
| --- | --- | --- | --- |
| 11 | 孩子具有的问题 | | |
| 12 | 与孩子相处 | | |
| 13 | 孩子不能上学 | | |
| 14 | 与配偶意见分歧 | | |
| 15 | 感到身体不适 | | |
| 16 | 做家务 | | |
| 17 | 不能工作 | | |
| 18 | 配偶不能工作 | | |
| 19 | 朋友给予情感支持 | | |
| 20 | 亲戚给予情感支持 | | |
| 21 | 配偶给予情感支持 | | |
| 22 | 日常工作被打断 | | |
| 23 | 配偶日常工作被打断 | | |
| 24 | 婚姻满意度 | | |
| 25 | 性生活满意度 | | |

| | 几乎没有 | | | | | | 极多 |
| --- | --- | --- | --- | --- | --- | --- | --- |
| a. 现在是什么状况 | 1 | 2 | 3 | 4 | 5 | 6 | 7 |
| b. 应当是什么状况 | 1 | 2 | 3 | 4 | 5 | 6 | 7 |
| c. 对您来说有多重要 | 1 | 2 | 3 | 4 | 5 | 6 | 7 |

## 5.8.3　应用建议

量表采用Porter记分法，计算现实状况（a）与期望(b)之间的差异，产生1个差异分。差异分(d)的范围为0～6分，以绝对值计入总分。25个条目差异分总分的范围为0～150分，差异分分值越大说明现实状况与期望状况之间的差距越大，对家庭功能越不满意。重要分和差异分都很高的条目提示是护理须首要干预的方面。

# 5.9 家庭管理测量量表 (family management measure，FaMM)

## 5.9.1 量表概况

Knafl和Gallo团队所做的系列慢性病患儿家庭反应的质性研究，描述了家庭作为一个整体对慢性病的反应方式，为了形成更为可信有效且适合临床运用的测量工具，他们研发了家庭管理测量量表。

## 5.9.2 工具描述

表5-9 家庭管理测量量表（FaMM)

| 第一部分 | | | | | |
|---|---|---|---|---|---|
| 序号及评估内容 | 分值 | | | | |
| | 完全不同意 1分 | 基本不同意 2分 | 既不同意也不反对（不确定）3分 | 基本同意 4分 | 完全同意 5分 |
| 1. 我们孩子的日常生活与其他同龄孩子相似 | | | | | |
| 2. 我们孩子的疾病妨碍了我们的家庭关系 | | | | | |
| 3. 我们孩子的疾病需要经常去医院看病 | | | | | |
| 4. 我们希望孩子以后能自己照顾疾病 | | | | | |
| 5. 我们孩子因为生病活得不快乐 | | | | | |
| 6. 照顾孩子的疾病，我们常常感到心力交瘁 | | | | | |

（续表）

| 第一部分 | | | | | |
|---|---|---|---|---|---|
| 序号及评估内容 | 分值 | | | | |
| | 完全不同意 1分 | 基本不同意 2分 | 既不同意也不反对（不确定）3分 | 基本同意 4分 | 完全同意 5分 |
| 7. 我们孩子的病起起落落，经常反复波动 | | | | | |
| 8. 我们孩子的病对我们家庭来说是最重要的事 | | | | | |
| 9. 照顾我们孩子的病非常艰难 | | | | | |
| 10. 尽管有病我们孩子仍然参加他(她)想参加的活动 | | | | | |
| 11. 因为疾病，我们担心孩子的将来 | | | | | |
| 12. 管理孩子的病不需要花大量时间 | | | | | |
| 13. 针对孩子如何带着疾病生活，我们有一些明确的想法 | | | | | |
| 14. 尽管孩子有病，但我们还是希望将来他能脱离居家的生活 | | | | | |
| 15. 我们有足够的钱来治疗孩子的病 | | | | | |
| 16. 因为有病，我们孩子与其他同龄孩子不一样 | | | | | |
| 17. 很难说什么时候我们孩子的病会变成家庭头等大事 | | | | | |

（续表）

| 第一部分 | | | | | |
|---|---|---|---|---|---|
| 序号及评估内容 | 分值 | | | | |
| | 完全不同意<br>1分 | 基本不同意<br>2分 | 既不同意也不反对（不确定）<br>3分 | 基本同意<br>4分 | 完全同意<br>5分 |
| 18. 我们期望孩子有一个快乐幸福的未来 | | | | | |
| 19. 当孩子的病有意外情况发生时我们通常知道如何处理 | | | | | |
| 20. 因为有病，我们孩子交友方式与正常孩子不同 | | | | | |
| 21. 我们希望将来能在孩子的病上少花点时间 | | | | | |
| 22. 我们孩子所患的病使得我们家庭生活非常困难 | | | | | |
| 23. 我们孩子的病很少干扰其他家庭生活 | | | | | |
| 24. 我们孩子的病需要经常住院 | | | | | |
| 25. 我们认为照顾孩子的疾病，我们做得很好 | | | | | |
| 26. 和我们孩子患有相同病的人会活得很好 | | | | | |
| 27. 我们常常不知道是否需要对孩子多一些保护 | | | | | |
| 28. 对于如何照顾孩子的病，我们不了解 | | | | | |

（续表）

| 第一部分 | | | | | |
|---|---|---|---|---|---|
| 序号及评估内容 | 分值 | | | | |
| | 完全不同意 1分 | 基本不同意 2分 | 既不同意也不反对（不确定）3分 | 基本同意 4分 | 完全同意 5分 |
| 29. 我们孩子的病以后会更难照顾 | | | | | |
| 30. 我们总是在想孩子的病 | | | | | |
| 31. 好像我们孩子的病已经控制了我们的家庭生活 | | | | | |
| 32. 很多疾病比我们孩子的病要严重 | | | | | |
| 33. 很难找到人来帮助我们照顾孩子 | | | | | |
| 34. 我们还不能形成照顾孩子疾病的常规方法 | | | | | |
| 35. 孩子的疾病管理耗费大量的组织工作 | | | | | |
| 36. 我们有时难以决定如何在孩子的疾病照顾与家庭生活中保持平衡 | | | | | |
| 37. 很难说我们孩子的疾病将来会是什么样子 | | | | | |
| 38. 尽管孩子有病，但我们仍然过着正常的家庭生活 | | | | | |
| 39. 要是我们孩子没病，他（她）在学校里会表现得更好 | | | | | |

（续表）

| 第一部分 | | | | | |
|---|---|---|---|---|---|
| 序号及评估内容 | 分值 | | | | |
| | 完全不同意 1分 | 基本不同意 2分 | 既不同意也不反对（不确定）3分 | 基本同意 4分 | 完全同意 5分 |
| 40. 我们有信心，我们能够照顾孩子的疾病 | | | | | |
| 41. 我们脑子里对孩子疾病的管理有目标 | | | | | |
| 42. 很难将对孩子疾病的照顾融入我们日常家庭生活中 | | | | | |
| 43. 处理孩子的疾病使得家庭生活更加困难 | | | | | |
| 44. 我们知道孩子什么时候需要孩子般的照顾 | | | | | |
| 45. 像我们孩子所患的疾病很难过上正常的生活 | | | | | |
| 请问您有配偶或居住在一起的同伴吗？<br>是□　　否□<br>如果您有配偶或居住在一起的同伴，请继续填写第二部分问卷。如果没有问卷到此结束 | | | | | |
| 第二部分 | | | | | |
| 序号及评估内容 | 分值 | | | | |
| | 完全不同意 1分 | 基本不同意 2分 | 既不同意也不反对（不确定）3分 | 基本同意 4分 | 完全同意 5分 |
| 46. 由于我们共同处理孩子的疾病，我们是亲密的家庭 | | | | | |

（续表）

| 第二部分 | | | | | |
|---|---|---|---|---|---|
| 序号及评估内容 | 分值 | | | | |
| | 完全不同意 1分 | 基本不同意 2分 | 既不同意也不反对（不确定）3分 | 基本同意 4分 | 完全同意 5分 |
| 47. 我的伴侣和我在孩子疾病的严重性认识上意见不同 | | | | | |
| 48. 我和我的伴侣共同努力照顾孩子的疾病，我感到很满意 | | | | | |
| 49. 我的伴侣和我为如何照顾孩子疾病而争吵 | | | | | |
| 50. 我的伴侣和我在孩子疾病治疗护理的决策上彼此协商 | | | | | |
| 51. 我的伴侣和我在应该如何抚养我们孩子的问题上意见相似 | | | | | |
| 52. 我不满意我的伴侣和我分享孩子疾病管理的方式 | | | | | |
| 53. 我的伴侣和我在照顾孩子疾病方面互相支持 | | | | | |

## 5.9.3 应用建议

1. 第一部分条目中提到的“家庭”，指的是长期住在您家里，您认为他们和您还有孩子组成家庭。

2. 第二部分内容包含家里有成年伴侣的家庭管理。“伴侣”指的是配偶或者居住在一起的同伴。

## 5.10 慢性病儿童应对方式量表 (coping with a disease，CODI)

### 5.10.1 量表概况

CODI量表是一个自评应对方式量表，适用于8～18岁的慢性病儿童，是由德国学者Petensen等在2003年发展的。此量表共28个条目，其中27个条目分6个分量表，即逃避(3个条目)、幻想(3个条目)、自我安慰(5个条目)、远离(4个条目)、接受(6个条目)、负性情绪反应(6个条目)。问卷采用Liken 5分级评分法，即从不(1分)、很少(2分)、有时(3分)、经常(4分)、总是(5分)。

### 5.10.2 工具描述

表5-10 慢性病儿童应对方式量表(CODI)

| 分量表 | 序号及评估内容 | 分值 | | | | |
|---|---|---|---|---|---|---|
| | | 从不(1分) | 很少(2分) | 有时(3分) | 经常(4分) | 总是(5分) |
| 逃避 | 1. 我尝试忘掉自己的疾病 | | | | | |
| | 2. 我假装一切都好 | | | | | |
| | 3. 我试着对疾病视而不见 | | | | | |
| 幻想 | 4. 我相信老天爷(上帝、神灵、佛)会保佑我 | | | | | |
| | 5. 我祈祷疾病快点消失 | | | | | |
| | 6. 我尽可能多地了解自己的疾病 | | | | | |
| 自我安慰 | 7. 我对自己说就算是名人也会生病 | | | | | |

（续表）

| 分量表 | 序号及评估内容 | 分值<br>从不（1分） | 很少（2分） | 有时（3分） | 经常（4分） | 总是（5分） |
|---|---|---|---|---|---|---|
| | 8. 我安慰自己“还有比生病更糟的事情” | | | | | |
| | 9. 我生气 | | | | | |
| | 10. 我哭泣 | | | | | |
| | 11. 我感到受挫 | | | | | |
| 远离 | 12. 生病了我觉得很丢脸 | | | | | |
| | 13. 生病了我觉得不公平 | | | | | |
| | 14. 我夜里醒来，想到一些可怕的事情 | | | | | |
| | 15. 我接受我的病 | | | | | |
| 接受 | 16. 对自己的病我已经习惯了 | | | | | |
| | 17. 我能够管理好自己 | | | | | |
| | 18. 我能很好地应对自己的病 | | | | | |
| | 19. 我乐观地面对自己的处境 | | | | | |
| | 20. 我从容面对自己的病 | | | | | |
| | 21. 我希望我的病能够消失 | | | | | |
| 负性情绪反应 | 22. 我希望从病痛中解脱出来 | | | | | |

（续表）

| 分量表 | 序号及评估内容 | 分值 | | | | |
|---|---|---|---|---|---|---|
| | | 从不(1分) | 很少(2分) | 有时(3分) | 经常(4分) | 总是(5分) |
| | 23. 我希望自己是健健康康的 | | | | | |
| | 24. 我想我的病没那么严重 | | | | | |
| | 25. 我不在乎自己的病 | | | | | |
| | 26. 我想我的病没什么大不了的 | | | | | |
| | 27. 我忘了自己有病 | | | | | |
| | 28. 总的来说，我认为自己应对疾病的状况是 | 很不好（1分） | 不好（2分） | 一般（3分） | 好（4分） | 非常好（5分） |

## 5.10.3　应用建议

量表最后1个条目是“总的来说，我认为自己应对疾病的状况是”有5个选择：很不好、不好、一般、好、非常好，患儿根据自己的情况填写。

## 5.11 家庭关怀度指数问卷 (adaptation, partnership, growth, affection, resolve, APGAR)

### 5.11.1 量表概况

家庭APGAR问卷是一种以主观的方式来探讨患者对本身家庭功能满意程度的工具。该问卷1978年由美国西雅图华盛顿大学的Smilk-Stein医师根据家庭功能的特征设计的，可作为家庭功能失调的快速、简便的筛检工具，从而为医生进行患者个体和家庭治疗提供依据。包括适应度(Adaptation)、合作度(Partnership)、成长度(Growth)、情感度(Affection)、亲密度(Resolve)5个项目组成。以"经常这样(2分)、有时这样(1分)、几乎很少(0分)"进行评价。

### 5.11.2 工具描述

表5-11 家庭关怀度指数问卷(APGAR)

| 序号 | 评估内容 | 分值 | | |
|---|---|---|---|---|
| | | 经常这样(2分) | 有时这样(1分) | 几乎很少(0分) |
| 1 | 当我遇到问题时，可以从家人得到满意的帮助<br>补充说明：________ | | | |
| 2 | 我很满意家人与我讨论各种事情以及分担问题的方式<br>补充说明：________ | | | |
| 3 | 当我希望从事新的活动或发展时，家人都能接受且给予支持<br>补充说明：________ | | | |

（续表）

| 序号 | 评估内容 | 分值 | | |
| --- | --- | --- | --- | --- |
| | | 经常这样（2分） | 有时这样（1分） | 几乎很少（0分） |
| 4 | 我很满意家人对我的情绪(喜、怒、哀、乐)表示关心和爱护的方式<br>补充说明：________ | | | |
| 5 | 我很满意家人与我共度时光的方式<br>补充说明：________ | | | |

## 5.11.3 应用建议

1. 该问卷有两种形式：一种为问答式，一种为3分型的选择式。

2. 总分7～10分表示家庭功能良好，4～6分表示家庭功能中度障碍，0～3分表示家庭功能严重障碍。

# 5.12　儿童重症监护室患儿父母满意度测评量表（empowerment of parents in the intensive care，EMPATIC-30）

## 5.12.1　量表概况

EMPATIC-30由Latour JM等研发，用于测评PICU患儿父母满意度。含30个条目，5个因子。5个因子包括：治疗照护（8条目）、专业态度（6条目）、父母参与（6条目）、组织（5条目）、信息（5条目）。该量表采用Likert 6级评分法，1分为非常不满意，6分为非常满意，得分越高，满意程度越高。该量表的汉化版经检验具有较好的信效度，Cronbach's α为0.959。

## 5.12.2　工具描述

表5-12　儿童重症监护室患儿父母满意度测评量表（EMPATIC-30）

| 第一部分　您的概况 | | | |
|---|---|---|---|
| 您孩子的姓名： | 住院号： | | 您孩子的性别：□男　□女 |
| 这份问卷由谁来完成：□母亲　□父亲　□父母一起　□其他：________ | | | |
| 您的孩子多大？________天________月________岁 | | | |
| 您的孩子在重症监护室待了多久？________天________星期 | | | |
| 孩子入住监护室是：□计划外的，没有预料　□计划内的 | | | |
| 孩子入住监护室是：□手术后　□不是手术后 | | | |
| 您的孩子接受机械通气吗？□是的，时间________　□不是 | | | |
| 您来自哪个省份？________ | | | |

（续表）

| 第二部分　您的感受 | | | | | | | |
| --- | --- | --- | --- | --- | --- | --- | --- |
| 评价条目 | 非常不同意 | | | | | 非常同意 | 不需要 |
| 1.入住监护室时能有人很好地接待我们 | 1 | 2 | 3 | 4 | 5 | 6 | □ |
| 2.医生很清楚地告诉我们孩子的治疗结果 | 1 | 2 | 3 | 4 | 5 | 6 | □ |
| 3.我们可以非常清楚地接受关于孩子检查和试验的信息 | 1 | 2 | 3 | 4 | 5 | 6 | □ |
| 4.我们可以接受通俗易懂的关于药物疗效的信息 | 1 | 2 | 3 | 4 | 5 | 6 | □ |
| 5.医生和护士能紧密合作 | 1 | 2 | 3 | 4 | 5 | 6 | □ |
| 6.医护人员对我们孩子的疼痛预防和治疗很警觉 | 1 | 2 | 3 | 4 | 5 | 6 | □ |
| 7.我们能够主动参与我们孩子医疗照护方案的决定 | 1 | 2 | 3 | 4 | 5 | 6 | □ |
| 8.医护人员鼓励我们和我们的孩子近距离相处 | 1 | 2 | 3 | 4 | 5 | 6 | □ |
| 9.即使在操作时我们也能和我们的孩子在一起 | 1 | 2 | 3 | 4 | 5 | 6 | □ |
| 10.医护人员工作时注重卫生 | 1 | 2 | 3 | 4 | 5 | 6 | □ |
| 11.医护人员尊重我们和孩子的隐私 | 1 | 2 | 3 | 4 | 5 | 6 | □ |

（续表）

| | | | | | | | |
|---|---|---|---|---|---|---|---|
| 12.重症监护病房很干净 | 1 | 2 | 3 | 4 | 5 | 6 | □ |
| 13.我们可以很容易电话联系到重症监护病房 | 1 | 2 | 3 | 4 | 5 | 6 | □ |
| 14.重症监护病房的噪音尽可能的低 | 1 | 2 | 3 | 4 | 5 | 6 | □ |
| 15.我们孩子的床边有足够的空间 | 1 | 2 | 3 | 4 | 5 | 6 | □ |
| 16.医疗护理团队能高效工作 | 1 | 2 | 3 | 4 | 5 | 6 | □ |
| 17.医护人员尊重孩子和我们 | 1 | 2 | 3 | 4 | 5 | 6 | □ |
| 18.在重症监护期间，工作人员定期询问我们的感受 | 1 | 2 | 3 | 4 | 5 | 6 | □ |
| 19.我们每天和________讨论我们孩子医疗照护的问题 | | | | | | | |
| 医生 | 1 | 2 | 3 | 4 | 5 | 6 | □ |
| 护士 | 1 | 2 | 3 | 4 | 5 | 6 | □ |
| 20.________很重视我们孩子的舒适程度 | | | | | | | |
| 医生 | 1 | 2 | 3 | 4 | 5 | 6 | □ |
| 护士 | 1 | 2 | 3 | 4 | 5 | 6 | □ |
| 21.通过________，我们每天可以知道谁负责我们的孩子 | | | | | | | |
| 医生 | 1 | 2 | 3 | 4 | 5 | 6 | □ |

（续表）

| | | | | | | | |
|---|---|---|---|---|---|---|---|
| 护士 | 1 | 2 | 3 | 4 | 5 | 6 | □ |
| 22.我们对________有信心 | | | | | | | |
| 医生 | 1 | 2 | 3 | 4 | 5 | 6 | □ |
| 护士 | 1 | 2 | 3 | 4 | 5 | 6 | □ |
| 23.我们从________处可获得同情 | | | | | | | |
| 医生 | 1 | 2 | 3 | 4 | 5 | 6 | □ |
| 护士 | 1 | 2 | 3 | 4 | 5 | 6 | □ |
| 24.________很好地为我们准备出监护室事宜 | | | | | | | |
| 医生 | 1 | 2 | 3 | 4 | 5 | 6 | □ |
| 护士 | 1 | 2 | 3 | 4 | 5 | 6 | □ |
| 第三部分　总体感受 | | | | | | | |
| 我们会向那些和我们有相似情形的人推荐此儿科重症监护室 | 1 | 2 | 3 | 4 | 5 | 6 | □ |
| 如果再次面临相同的情形，我们还愿意来此儿科重症监护室 | 1 | 2 | 3 | 4 | 5 | 6 | □ |

| | | | | | | | | | | |
|---|---|---|---|---|---|---|---|---|---|---|
| 总体上您对我们的评价 | 非常糟 | | | | | | | | | 非常好 |
| 医生 | 1 | 2 | 3 | 4 | 5 | 6 | 7 | 8 | 9 | 10 |
| 护士 | 1 | 2 | 3 | 4 | 5 | 6 | 7 | 8 | 9 | 10 |

## 5.12.3　应用建议

该量表适用于向家属开放床旁探视的PICU。

## 5.13 以家庭为中心的护理满意度量表-患者版（family-centered care core metric）

### 5.13.1 量表概况

以家庭为中心的护理满意度量表由美国波士顿儿童医院设计，2005年何萍萍等人对该量表进行汉化，一共包含18项"以家庭为中心护理"措施，包括护士的信息提供、家庭参与照护、情感支持等。每条护理措施分别调查家长对护理措施重要性以及对护士提供某项护理措施连续性的评价。各条目按5级评分，分值越高表示重要性或连续性评价越高。通过5名专家做了表面效度，Cronbach's α为0.76。

### 5.13.2 工具描述

表5-13 以家庭为中心的护理满意度量表

| |
|---|
| 1. 住院期间，是否有照顾您孩子的较为固定的护士？<br>□是 □否 □不了解 |
| 2. 入院时，护士是否向您解释病房内环境、设施的作用？<br>□是 □否 □不适用 |
| 3. 护士是否向您解释她们所提供的护理工作？<br>□是 □否 |
| 4. 住院期间，护士是否让您感到您的孩子受到很好的照顾？<br>□是 □否 |
| 5. 护士是否让您感到您在病房是受欢迎的？<br>□是 □否 |
| 6. 护士的帮助是否让您感到自己在照顾孩子的过程中很重要？<br>□是 □否 |
| 7. 护士是否让您感到您的孩子受到很好的照顾？<br>□是 □否 |
| 8. 护士在制订孩子的照顾计划时，是否把您当作很重要的一员？<br>□是 □否 |

（续表）

| |
|---|
| 9. 护士是否让您感到可以放心地将孩子交给她照顾？<br>□是　　□否 |
| 10.护士是否告诉您哪些是孩子可能预期的情况改变？<br>□是　　□否 |
| 11.护士是否帮助您感到照顾孩子很有自信？<br>□是　　□否 |
| 12.护士是否能采用您的建议照顾孩子？<br>□是　　□否 |
| 13. 护士是否帮助您找出对孩子最有帮助的照顾方法？<br>□是　　□否 |
| 14. 护士是否向您解释有家长参与是对孩子最好的照顾？<br>□是　　□否 |
| 15. 护士是否鼓励您表达内心的焦虑和担心？<br>□是　　□否 |
| 16. 护士是否告诉您如何应对孩子因为生病和住院引起的行为和情感反应？<br>□是　　□否 |
| 17. 护士是否询问过您想如何参与照顾您的孩子？<br>□是　　□否 |
| 18. 护士是否询问过您如何应对孩子因为生病和住院引起的行为和情感反应？<br>□是　　□否 |

## 5.13.3　应用建议

1. 建议每病历每月收集的样本数按当月出院患者数的5%，如5%出院患者数＜20人次，则收集20人次的满意度。

2. 测量工具中的1～18个条目为各维度的护理工作满意度，第19条为总体评价。可以对分条目进行统计分析，也可以计算患者对护理工作满意度的均分，得出护理满意度评价。

3. 患者对护理工作满意度为“累计有效问卷18个条目总分”与“有效问卷份数( ×18 )”之比。

4. 患者对护理工作总体评价为“累计有效问卷总体评价得分的总分与有效问卷份数”之比。

## 5.14　以患儿和家庭为中心满意度调查表（children and family-centered satisfaction questionnaire）

### 5.14.1　量表概况

以患儿和家庭为中心满意度量表2015年由戎艳鸣等人研制。该量表由患儿的情感支持、减少焦虑、专业照护和指导、信息支持、信任和被信任5个维度40个条目组成，总量表的内部一致性Cronbach's α系数为0.966，5个因子的相关系数为0.766～0.966，各因子与量表总分的相关系数为0.841～0.956。

### 5.14.2　工具描述

表5-14　以患儿和家庭为中心满意度调查表

患儿情况：
年龄____
性别 □男□女
是否独生子女 □是□否：兄弟姐妹__个
已住院__天
过去住院____次
长期居住地 □城市 □农村或乡镇

您的情况：
年龄____
性别 □男□女
是否为患儿居家主要照顾者？ □是 □否
是否为患儿住院期间主要照顾者 □是 □否
学历 □小学及以下 □初中 □中专 □高中 □大专 □本科 □硕士及以上
宗教信仰 □有 □无

| | 条目 | 评分 |
|---|---|---|
| 1 | 护士可以采用我的建议照顾我的孩子 | 4 3 2 1 0 |

（续表）

| | | | | | | |
|---|---|---|---|---|---|---|
| 2 | 我有机会对治疗和护理提出意见 | 4 | 3 | 2 | 1 | 0 |
| 3 | 需要我做决定时，医护人员能够站在我的立场上帮助我 | 4 | 3 | 2 | 1 | 0 |
| 4 | 医护人员可以如实和我讨论我孩子的病情 | 4 | 3 | 2 | 1 | 0 |
| 5 | 我感到孩子受到了很好的治疗和护理 | 4 | 3 | 2 | 1 | 0 |
| 6 | 护士告诉我疾病对我孩子的将来有什么影响 | 4 | 3 | 2 | 1 | 0 |
| 7 | 护士指导我适合我孩子的育儿方法 | 4 | 3 | 2 | 1 | 0 |
| 8 | 大部分时间是几个固定的护士负责照顾我的孩子 | 4 | 3 | 2 | 1 | 0 |
| 9 | 护士帮助我有信心照顾好我的孩子 | 4 | 3 | 2 | 1 | 0 |
| 10 | 护士询问我是否及如何参与照顾我的孩子 | 4 | 3 | 2 | 1 | 0 |
| 11 | 护士和我讨论如何科学地照顾孩子 | 4 | 3 | 2 | 1 | 0 |
| 12 | 护士鼓励我并让我能够放心地离开医院片刻 | 4 | 3 | 2 | 1 | 0 |
| 13 | 护士事先告诉我和我孩子检查和操作中可能会发生什么事 | 4 | 3 | 2 | 1 | 0 |
| 14 | 护士视我的孩子的健康和舒适为首位 | 4 | 3 | 2 | 1 | 0 |
| 15 | 护士帮助我了解我的孩子需要什么 | 4 | 3 | 2 | 1 | 0 |
| 16 | 护士鼓励我的孩子提问和说出感受 | 4 | 3 | 2 | 1 | 0 |
| 17 | 护士鼓励我说出内心感受，并表示理解 | 4 | 3 | 2 | 1 | 0 |
| 18 | 病房有地方可以让我独处以发泄不良情绪 | 4 | 3 | 2 | 1 | 0 |
| 19 | 医护人员告诉我孩子的预后 | 4 | 3 | 2 | 1 | 0 |
| 20 | 医护人员对我孩子的病情变化能够立即反应 | 4 | 3 | 2 | 1 | 0 |
| 21 | 护士在我没陪着孩子时能让我知道孩子的情况 | 4 | 3 | 2 | 1 | 0 |
| 22 | 每天我都能知道我孩子的病情进展 | 4 | 3 | 2 | 1 | 0 |
| 23 | 护士告诉我孩子可能发生的病情变化 | 4 | 3 | 2 | 1 | 0 |

（续表）

| | | |
|---|---|---|
| 24 | 护士告诉我孩子的行为和情绪会有什么改变 | 4 3 2 1 0 |
| 25 | 医护人员告诉我孩子的诊断、治疗方案、不良反应、检查结果和治疗结果 | 4 3 2 1 0 |
| 26 | 医护人员每天告诉我孩子的护理要点和治疗方案 | 4 3 2 1 0 |
| 27 | 护士可以耐心解答我提出的疑问 | 4 3 2 1 0 |
| 28 | 不同的医护人员告诉我的信息是一致的 | 4 3 2 1 0 |
| 29 | 护士提供孩子能理解的书面或影像资料 | 4 3 2 1 0 |
| 30 | 我的孩子可以理解护士的解释和宣教 | 4 3 2 1 0 |
| 31 | 护士在恰当的时候给我宣教 | 4 3 2 1 0 |
| 32 | 护士告诉我我了解的知识哪些是准确的 | 4 3 2 1 0 |
| 33 | 我能感受到医护人员对我孩子的关心和喜爱 | 4 3 2 1 0 |
| 34 | 护士鼓励我在操作和检查的时候陪伴孩子 | 4 3 2 1 0 |
| 35 | 护士如朋友般地对待我并且帮助我 | 4 3 2 1 0 |
| 36 | 需要我做决定的时候，护士可以充分向我解释各种选择的利弊 | 4 3 2 1 0 |
| 37 | 护士帮助我和其他有相同经历的家长见面沟通 | 4 3 2 1 0 |
| 38 | 护士鼓励我陪着孩子 | 4 3 2 1 0 |
| 39 | 护士告诉我如何应对我孩子的行为情绪改变 | 4 3 2 1 0 |
| 40 | 我可以亲自照顾我的孩子 | 4 3 2 1 0 |

## 5.14.3 应用建议

1．评分标准：4=满意，3=较满意，2=一般，1=不太满意，0=不满意。

2．该量表是首个在中国文化背景下、通过文献研究和质性研究结合的方法构建而成，较国外同类量表的适用性更强。

# 参考文献


［1］汪向东,王希林,马弘,等.心理卫生评定量表手册[M].北京:中国心理卫生杂志社,1992:45–49.

［2］汪向东,王希林,马弘,等.心理卫生评定量表手册[M].北京:中国心理卫生杂志,1992:52–53.

［3］汪向东,王希林,马弘,等.心理卫生评定量表手册[M].北京:中国心理卫生杂志,1992:56–59.

［4］吴欣娟.护理管理工具与方法实用手册[M].北京:人民卫生出版社,2015:98–100.

［5］付琳,程锦,吴苏曼, 等.加州大学洛杉矶分校创伤后应激障碍反应指数(儿童修订版)的效度和信度检验[J].中国心理卫生杂志,2018,(2):160–165.

［6］Varni JW,Seid M,Rode CA. The PedsQLTM: Measurement model for the Pediatric Quality of life InventoryTM [J]. Med Care,1999,37(2):126–139.

［7］卢奕云,田琪,郝元涛,等.儿童生存质量测定量表PedsQL4.0中文版的信度和效度分析[J].中山大学学报(医学科学版),2008,29(3):328–331.

［8］Roberts C S,Feetham S. Assessing family functioning across three areas of relationships[J]. Nurs Res: 1982,31 (4): 231–236.

［9］张莹,魏珉.中文版Feetham家庭功能量表的信效度[J]. 解放军护理杂志,2012,29(1A): 22–25.

［10］张莹,魏珉.中文版家庭管理测量量表的信效度研究 [J].中国实用护理杂志,2009,25(5): 19–22.

［11］Corinna Petersen, Silke Schmidt, Monika Bullinger. Brief Report: Development and Pilot Testing of a Coping

Questionnaire for Children and Adolescents ith Chronic Health Conditions [J]. Pediatr Psychology, 2004, 29(8): 635–640.

[12] 李杨，魏珉.慢性病儿童应对方式量表的信效度研究[J].中华护理杂志，2008，43(2): 180–182.

[13] 吕繁，顾湲，家庭APGAR问卷及其临床应用.国外医学.医院管理分册.1995，(2): 56–59.

[14] Latour JM, Duivenvoorden HJ, Tibboel D, et al. The shortened EMpowerment of PArents in THe Intensive Care 30 questionnaire adequately measured parent satisfaction in pediatric intensive care units [J]. J Clin Epidemiol, 2013, 66(9): 1045–1050.

[15] 余卓文，张玉侠，Jos M. Latour，等.中文版儿童重症监护室父母满意度测评量表信效度研究[J].中华护理杂志，2015，10(50): 1261–1265.

[16] 何萍萍，徐丽华，沈宁，等. 家长对"以家庭为中心护理"的认识[J].中华护理杂志，2005，4(12): 885–887.

[17] 戎艳鸣."以患儿和家庭为中心护理"满意度量表的研制[D].上海，复旦大学，2015.

[18] 戎艳鸣，张玉侠，楼建华，等.以患儿和家庭为中心护理过程量表研制及其信度效度评价.中国循证儿科杂志，2015，(02): 136–141.

# 6.1　护士执业环境量表 (practice environment scale of the nursing work index, PES-NWI)

## 6.1.1　量表概况

PES-NWI量表2002年由Lake在磁性医院研究、NWI的开发及NWI应用的基础上编制而成。量表包括5个维度（护士参与医院事务，高质量护理服务的基础，护理管理者的能力、领导力及支持，充足的人力和物力，医护合作），28个条目。每个条目有4个选项，从“完全不同意”到“完全同意”依次计1～4分。总分范围为31～124分，得分越高表示护理工作环境越好。

## 6.1.2　工具描述

表6-1　护士执业环境量表（PES-NWI）

| 维度 | 序号及评估内容 | 分值 | | | |
|---|---|---|---|---|---|
| | | 完全不同意 | 不同意 | 同意 | 完全同意 |
| | | 1分 | 2分 | 3分 | 4分 |
| 护士参与医院事务 | 1. 我有职业发展或临床晋升的计划 | | | | |
| | 2. 护理部主任平易近人 | | | | |
| | 3. 我有进修学习的机会 | | | | |
| | 4. 管理部门会倾听和反馈护理人员的意见和建议 | | | | |
| | 5. 护士长经常会与护士商讨日常的工作问题和程序 | | | | |

（续表）

| 维度 | 序号及评估内容 | 分值 | | | |
|---|---|---|---|---|---|
| | | 完全不同意 | 不同意 | 同意 | 完全同意 |
| | | 1分 | 2分 | 3分 | 4分 |
| | 6. 护理人员有机会参与医院的管理决策 | | | | |
| | 7. 护士能参与医院内部的管理 | | | | |
| | 8. 护士有机会成为医院和护理委员会的一员 | | | | |
| 高质量护理服务的基础 | 9. 医院对护士有积极的员工发展或继续教育计划 | | | | |
| | 10. 医院管理部门期望各病区为患者提供高标准的护理服务 | | | | |
| | 11. 医院有完善的护理质量控制程序 | | | | |
| | 12. 医院对新进护士有指导培训计划 | | | | |
| | 13. 医院的护理工作具有自己独特鲜明的护理模式 | | | | |
| | 14. 我能及时书写患者的护理记录 | | | | |
| | 15. 责任床的分配促进了护士对患者进行连续性的护理 | | | | |
| | 16. 我在护理工作中经常使用护理诊断 | | | | |

| 维度 | 序号及评估内容 | 分值 | | | |
|---|---|---|---|---|---|
| | | 完全不同意 | 不同意 | 同意 | 完全同意 |
| | | 1分 | 2分 | 3分 | 4分 |
| | 17. 我有机会与临床工作能力强的护士一同工作 | | | | |
| 护理管理者的能力、领导力及支持 | 18. 护士长是一位优秀的管理者和领导者 | | | | |
| | 19. 当我圆满完成工作时能获得鼓励和认可 | | | | |
| | 20. 护士长支持科室护士做出的决定，即使与医生的相冲突 | | | | |
| | 21. 科室的管理者支持护理人员的工作 | | | | |
| 充足的人力和物力 | 22. 科室有充足的支持设备让我有更多的时间护理患者 | | | | |
| | 23. 我有足够的时间和机会与科室的其他护士讨论患者的护理问题 | | | | |
| | 24. 科室有足够的注册护士可为患者提供高质量的护理 | | | | |
| | 25. 科室有充足的人员完成工作任务，如医生、护士、护理员等 | | | | |
| 医护合作 | 26. 科室的医生和护士工作关系融洽 | | | | |

（续表）

| 维度 | 序号及评估内容 | 分值 | | | |
|---|---|---|---|---|---|
| | | 完全不同意 | 不同意 | 同意 | 完全同意 |
| | | 1分 | 2分 | 3分 | 4分 |
| | 27. 科室的护士和医生具有良好的团队合作精神 | | | | |
| | 28. 科室的护士和医生经常密切配合协同工作 | | | | |

## 6.1.3　应用建议

此量表为自评式量表，测评周期一般为1年1次。

## 6.2 护士执业环境感知量表
## （perceived nursing work environment，PNWE ）

### 6.2.1 量表概况

PNWE量表由Jeungok C等2004年在护士工作指标修订版(NWI–R)的基础上研制，2011年陈雪蕾等根据PNWE量表开发出对应中文版本即C–PNWE量表。C–PNWE量表分为6个维度，共41个条目，Cronbach's α系数为0.958，折半信度为0.809。C–PNWE量表对评价及改善我国护士工作环境状况具有一定的应用价值，适用于客观评价中国护士的工作环境状况。

### 6.2.2 工具描述

表6–2 中文版护士工作环境感知量（C–PNWE）

| 根据您目前工作环境，请圈选出您对每个问题认同的程度 | 非常不同意（1分） | 不同意（2分） | 同意（3分） | 非常同意（4分） |
|---|---|---|---|---|
| 1. 护理人员有较多的职业发展的机会 | | | | |
| 2. 护理人员有参与政策制定的机会 | | | | |
| 3.护理人员有晋升的机会 | | | | |
| 4. 护理人员能参与医院管理 | | | | |
| 5. 护理人员在工作中的创新想法能得到支持 | | | | |
| 6. 医院支持护理人员攻读护理学位 | | | | |
| 7. 护理人员有机会在医院或护理学会任职 | | | | |
| 8. 管理部门能倾听和回应护理人员所关心的事 | | | | |

（续表）

| 根据您目前工作环境，请圈选出您对每个问题认同的程度 | 非常不同意（1分） | 不同意（2分） | 同意（3分） | 非常同意（4分） |
|---|---|---|---|---|
| 9. 医院能主动为护理人员提供在职进修/继续教育项目 | | | | |
| 10. 医院能公开肯定护理人员在照顾患者时所做的贡献 | | | | |
| 11. 医院有积极的护理质量保证措施 | | | | |
| 12. 临床护理专家为护理人员提供护理患者方面的相关咨询 | | | | |
| 13. 护理部主任与医院其他高层领导者有平等的权利 | | | | |
| 14. 有足够的护理人员来为患者提供高质量的护理 | | | | |
| 15. 有充分的支持保障系统使护理人员有时间来照顾患者 | | | | |
| 16. 护理人员有充分的时间及机会与同事讨论患者护理方面的问题 | | | | |
| 17. 工资令人满意 | | | | |
| 18. 护士长是一位好的管理者及领导者 | | | | |
| 19. 护理人员在做决策时能得到护理管理者的支持 | | | | |
| 20. 护士长会与护理人员讨论日常工作计划 | | | | |
| 21. 护士长是护理人员的支持者 | | | | |
| 22. 工作表现好能够被认可和奖励 | | | | |
| 23. 护理工作中应用护理诊断 | | | | |

（续表）

| 根据您目前工作环境，请圈选出您对每个问题认同的程度 | 非常不同意（1分） | 不同意（2分） | 同意（3分） | 非常同意（4分） |
|---|---|---|---|---|
| 24. 护理人员之间口头交接护理计划 | | | | |
| 25. 及时更新患者的护理计划 | | | | |
| 26. 使用以问题为导向的护理记录 | | | | |
| 27. 每个护理单元有自己专科的工作制度 | | | | |
| 28. 以小组护理为护理模式 | | | | |
| 29. 很多工作需要医生与护士合作来完成 | | | | |
| 30. 护士和医生之间有良好的工作关系 | | | | |
| 31. 护士与医生是一种平等协作的关系 | | | | |
| 32. 医生提供规范的医疗工作，易于护士协作 | | | | |
| 33. 科室有新护士带教制度 | | | | |
| 34. 与经验丰富的资深护理人员一起工作 | | | | |
| 35. 有标准化的护理工作制度和流程 | | | | |
| 36. 有完善的新护士培训制度 | | | | |
| 37. 有护理人员机动调配制度，以保持科室间人力平衡 | | | | |
| 38. 护理人员能够参与排班 | | | | |
| 39. 排班遵循弹性原则 | | | | |
| 40. 排班是很公平的 | | | | |
| 41. 每班次人员搭配合理 | | | | |

### 6.2.3 应用建议

1. 各维度划分：①专业发展及参与决策（条目1～11，13）；②人力和物力（条目12，14～17）；③护理管理（条目18～22）；④专业实践（条目23～26）；⑤医护协作（条目30～32）；⑥临床工作制度保障和排班（条目27～29，33～41）

2. 量表为Likert 4级评分，评分越高，说明对护士工作环境感知越好。

## 参考文献


[1] Parker D, Tuckett, Eley, et al. Construct validity and reliability of the Practice Environment Scale of the Nursing Work Index for Queensland nurses [J]. Int J Nursing Pract，2010, 16(4): 352–358.

[2] 王丽，李乐之. 中文版护理工作环境量表的信效度研究[J]. 中华护理杂志，2011，46(2)：121—123.

[3] 营晓，张海燕，简伟研，等. 护士执业环境的研究现状[J]. 中国护理管理，2016, 16(6): 767–771, 772.

[4] Jeungok Choi，Suzanne Bakken. Perceived Nursing Work Environment of Critical Care Nurses. [J]. Nursing Research. 2004，53(6)：370–378.

[5] 陈雪蕾，林平，赵振娟. 中文版护士工作环境感知量表的开发. 中国护理管理，2011, 11(4): 28–31.

[6] 赵鹏，贾晓慧，吕慧，等. 中文版护士工作环境感知量表的检验与运用[J]. 护理研究，2013, 27(23): 2544–2547.

# 笔 记

笔 记

# 笔 记

# 笔 记